重点专科优势病种护理规范

广东省第二中医院　组织编写

主　审　曹礼忠　王清海　丘友如

主　编　寇丽霞　吴玉玲

副主编　王　慧　何建茹　黄小丽　詹文英

编　委　(按姓氏笔画排序)

王　慧　王少青　王红霞　丘艳红

乐丽珍　吕丽琼　刘文丽　刘优莲

刘婉婷　刘琪玉　孙小翠　严金霞

李小香　李玉玲　李妹清　李秋宇

李紫红　杨依琴　杨春进　吴玉玲

何远梅　何建茹　陈伟银　林　健

林雪霞　周　莉　周彦伶　胡杏娟

胡萍萍　黄小丽　黄丽萍　曹细香

梁艳东　寇丽霞　温春娣　谢洁雯

詹文英　蔡秀薇

人民卫生出版社
·北京·

图书在版编目（CIP）数据

重点专科优势病种护理规范 / 寇丽霞，吴玉玲主编
. —北京：人民卫生出版社，2024.3
ISBN 978-7-117-32707-7

Ⅰ.①重⋯ Ⅱ.①寇⋯②吴⋯ Ⅲ.①护理 —技术操
作规程 Ⅳ.①R472-65

中国版本图书馆 CIP 数据核字（2021）第 277436 号

人卫智网	www.ipmph.com	医学教育、学术、考试、健康， 购书智慧智能综合服务平台
人卫官网	www.pmph.com	人卫官方资讯发布平台

重点专科优势病种护理规范
Zhongdian Zhuanke Youshi Bingzhong Huli Guifan

主 编：寇丽霞 吴玉玲
出版发行：人民卫生出版社（中继线 010-59780011）
地 址：北京市朝阳区潘家园南里 19 号
邮 编：100021
E - mail：pmph @ pmph.com
购书热线：010-59787592 010-59787584 010-65264830
印 刷：中农印务有限公司
经 销：新华书店
开 本：787 × 1092 1/16 印张：10
字 数：231 千字
版 次：2024 年 3 月第 1 版
印 次：2024 年 4 月第 1 次印刷
标准书号：ISBN 978-7-117-32707-7
定 价：49.00 元

打击盗版举报电话：010-59787491 E-mail：WQ @ pmph.com
质量问题联系电话：010-59787234 E-mail：zhiliang @ pmph.com
数字融合服务电话：4001118166 E-mail：zengzhi @ pmph.com

前言

中医护理在中医学整体观、辨证观的理论指导下，强调人是一个以脏腑、经络、气血为内在联系的有机整体，关注人体与自然界和社会的关系，通过望、闻、问、切四诊手段获取病情、个体状况、社会环境等信息，应用中医八纲辨证的方法加以分析、归纳，确立患者的证型及存在或潜在的健康问题，提出因时、因地、因人而异的护理措施以及健康指导，通过辨证施护，为患者提供整体的、规范的、安全的治疗和护理，促进患者康复和人类的健康。

随着健康观念和医学模式的转变，中医护理面临着前所未有的发展机遇与挑战，中医护理通过多年的临床实践，已总结出一套从理论到实践的辨证施护方法和具有中医特色的操作技术，如中药药熨、耳穴埋豆、拔罐疗法、刮痧疗法、熏洗疗法、敷药法、放血疗法等中医适宜技术。中医护理被赋予了更深刻的内涵和广阔的外延。

为进一步深化优质护理服务，提高中医护理临床思维能力，提升整体中医护理水平，根据广东省第二中医院组织编写的《重点专科优势病种诊疗规范》国家中医药管理局医政司发布的52个优势病种中医护理方案(试行)、《护理人员中医技术使用手册》以及相关专业教材、专著等文献资料，结合重点专科多年的临床护理实践，经过不断的总结、优化，制定书写体例，反复修改，完成了《重点专科优势病种护理规范》一书的编写工作，供临床护理人员参考和应用。

本书内容涵盖10个专业30多个重点专科优势病种护理规范，重点介绍专科疾病的概念、证候要点、专科护理评估、常见症状施护、给药护理、饮食护理、健康教育等，便于临床护理人员进一步明确疾病概念，根据不同病证进行辨证分型，对护理个体进行辨证施护，为患者提供整体的、规范的、安全的治疗和护理，力求准确、实用，突出中医特色。需要说明的是，少数病种如颈椎病、腰椎间盘突出症由于病情的不同可以就诊于针灸康复科、骨伤科等不同科室，其专科护理规范也各有侧重，故分别加以介绍。

本书的编写得到了广东省第二中医院(广东省中医药工程技术研究院)党委书记曹礼忠，广东省名中医、广东省第二中医院原副院长王清海教授的大力帮助，全体参编人员以高度负责的态度参与撰写及编辑工作，但随着专科技术的不断发展，护理规范仍需要不断补充和完善。

为了进一步提高本书的质量，以供再版时修订，诚恳地希望各位读者、专家提出宝贵意见。本书将根据临床护理的发展不断优化、更新，确保其先进性、规范性和实用性。

编　者
2021 年 12 月

总　　论

各　　论

总论

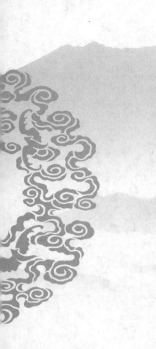

第一章　概　　述

一、中医护理规范的概念

在中医理论指导下,根据疾病特点,总结各代医家与现代临床护理实践经验,归纳出疾病的症状、用药、技术操作、饮食、情志、生活起居、健康教育等方面的护理标准。

二、重点病种、优势病种中医护理方案

重点病种、优势病种的选择参照国家中医药管理局医政司发布的 24 个专业 104 个病种中医诊疗方案并结合住院患者常见病种进行筛选。重点病种、优势病种的中医护理方案在 2013—2015 年国家中医药管理局医政司陆续发布的 52 个病种中医护理方案的基础上结合临床实际、效果观察进行优化,并由多学科专家共同论证,将"常见症状施护""中医特色治疗护理""健康指导"等内容组编而成。

三、开展重点病种、优势病种护理规范推广应用的重要意义

(一) 有利于中医护理服务同质化的建设

国务院印发的《中医药发展战略规划纲要(2016—2030)年》提出,到 2020 年实现人人基本享有中医药服务。现阶段在空间、时间等维度上均存在中医护理服务水平参差不齐的现象,由于中医护理服务是突显中医药优势的核心部分,因而整体提升中医护理服务质量,提高中医护理效果是一项重要的内涵建设,通过规范重点病种、优势病种中医护理服务标准,有助于临床为患者提供同质化的标准服务,对提升中医护理服务质量有着积极的作用。

(二) 有效提升中医护理人员服务能力

随着社会的发展,中医药在维护群众健康方面发挥了极为重要的作用。然而,由于中医药院校培养的护理人才无法满足临床的需要,中医院或中医科普遍存在中医护理人才短缺的现象,许多护理人员因培训不足或缺乏经验,未能完全掌握中医药护理知识与技能。将总结归纳的重点病种、优势病种护理规范进行推广,能有效地指导护理人员在临床工作中运

用中药药熨、穴位贴敷、耳穴贴压、艾灸、中药熏洗等中医护理技术有针对性地开展中医康复护理指导,同时护理人员通过丰富的临床实践能有效地提升服务能力。

(三) 培养护士的中医临床思维,促进医护团队合作

传承与发展中医药"简、便、廉、验"优势的重任,要求护理人员必须具备一定的中医临床思维。在实践中推广各优势病种中医护理规范,有助于培养护理人员在病情观察、辨证施护实践中提升捕捉疾病征象、解决护理问题、验证临床效果的能力,领悟中医护理"同病异护、异病同护"等原则,虚心学习,与医疗人员共同协作,提高临床疗效。

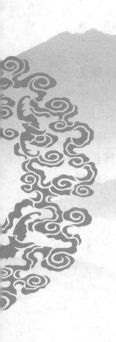

第二章 护理规范的书写格式

一、中西医病名和常见证候要点

（一）中西医病名

参照《中医内科学》《中医外科学》《中医骨伤科学》《中医妇科学》等教材中所使用的中医病名，并结合《中西医病名对照大辞典》及近年来的临床研究进展，确定疾病的中医病名和相应的西医病名。

（二）疾病常见证候要点

指中医辨证分型与常见症状，参照2013—2015年国家中医药管理局医政司发布的52个病种中医护理方案（试行）并结合该病种的地方特点及临床实际情况进行适当调整。

二、护理方案

1. **一般护理评估**　为各病种护理观察的共同项目，不列在各优势病种护理方案中，具体包含以下项目：

（1）生命体征：包括体温、脉搏、呼吸、血压。

（2）神志：昏迷患者要评估瞳孔对光反射情况。

（3）皮肤：包括有无异常（疖肿、皮疹、皮损面积等）。评估患者皮肤的颜色、完整性、温湿度等。对于入院时已发生的异常情况，如淤血、压疮、破损、水肿等，应对发生的部位、大小、程度等进行评估并记录。

（4）口腔黏膜：评估患者的口腔黏膜情况，如有无溃疡、破损等异常情况。

（5）饮食：评估患者的进食方式，是否能自行进食，是否留置鼻胃管、鼻肠管、造瘘管等。并评估患者的咀嚼能力和吞咽能力。

（6）睡眠：评估患者近期的睡眠情况，是否存在睡眠障碍或醒后有无疲倦感；如使用了辅助药物，需了解具体的药物名称。

（7）大小便：评估患者排尿情况，有无尿路刺激征、尿失禁、尿潴留，有无留置尿管、膀胱

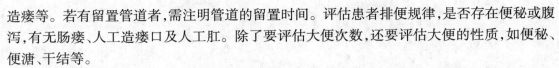

造瘘等。若有留置管道者,需注明管道的留置时间。评估患者排便规律,是否存在便秘或腹泻,有无肠瘘、人工造瘘口及人工肛。除了要评估大便次数,还要评估大便的性质,如便秘、便溏、干结等。

(8)自理能力:分为完全自理、部分自理、完全不能自理三种情况。需评估具体内容,如翻身、坐起、下床、穿衣、洗漱、洗澡、进食、行走、下楼梯等。

(9)心理社会方面:包括家庭对疾病的影响因素,如家庭环境、经济状况、家庭中人际关系、家属对患者疾病的认识等,以及患者对所患疾病的认识和对医疗护理的配合程度。

2. **优势病种的护理方案内容** 包括专科护理评估、常见症状施护、给药护理、饮食护理、健康教育;其中健康教育具体包括生活起居、情志护理、功能锻炼、定期随诊等项目。

各论

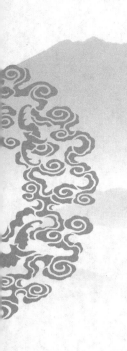

第一章 心血管科

第一节 脉胀(高血压)中医护理规范

一、中西医病名和常见证候要点

(一) 中医病名: 脉胀

脉胀是指营卫气血运行异常,导致经脉内气血压力过大所引起的脉搏胀满。《灵枢·胀论》曰:"营气循脉,卫气逆为脉胀。"其病位在血、脉,是独立于脏腑之外而又与脏腑密切相关的一种疾病。

(二) 西医病名: 高血压

高血压是指动脉血压持续升高所导致的心血管综合征,属于心血管疾病。

(三) 常见证候要点

1. 病在血

(1)气虚证:眩晕,乏力,肢体困倦,心悸气短,劳则加剧,舌淡红,苔薄白腻,脉弦滑,轻取力尚可,重按则虚。

(2)火热证:头胀头痛,面红目赤,急躁易怒,口干欲饮,大便干燥,舌红苔黄燥,脉弦数有力。

(3)痰浊证:眩晕,头痛,头重如蒙,胸闷作呕,甚至呕吐痰涎,舌淡胖,有齿痕,苔白腻或滑,脉滑或沉细。

(4)气郁/气滞证:头痛,头晕,表情郁闷,喜叹息,胸闷不舒,胁胀嗳气,舌质瘀暗,苔薄白,脉弦涩。

(5)血瘀证:头痛,头晕,肢体麻木,唇甲瘀暗,舌质淡暗,有瘀点,舌下脉络瘀滞,苔薄白,脉细或细涩。

(6)阴虚证:眩晕,头痛,目眩,心烦少寐,五心烦热,口干而不欲饮,盗汗,耳鸣腰酸,舌红

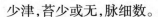

少津,苔少或无,脉细数。

(7)阳亢证:头痛头胀,颜面潮红,心烦急躁,口干耳鸣,失眠多梦,舌红苔黄或白,脉弦或滑或数。

2. 病在脉

(1)脉络绌急:头痛、眩晕、肢体麻木、握物无力,伴畏寒肢冷,舌淡苔白,脉弦紧。

(2)脉络痹阻:头晕、头昏沉、胸闷、肢体麻木,行走不利,舌淡暗苔白,脉坚实而大。颈动脉彩超或血管造影检查可发现动脉硬化或者有不同程度狭窄。

(3)痰浊附壁:慢性眩晕,程度较轻,可见于老年单纯收缩期高血压合并颈动脉粥样硬化及斑块形成,病程长,临床见头晕、头重、神疲乏力、胸闷、恶心、纳呆,或者无明显症状,舌淡苔白腻,脉弦滑。彩色多普勒超声可明确诊断。

(4)血脉闭塞:有高血压病史,合并肢体麻木、疼痛,或者突然出现剧烈胸痛胸闷,或者出现中风偏瘫,半身不遂,语言不利,舌暗,边有瘀点,苔白,脉沉涩。相当于缺血性中风,头颅CT可以明确诊断。

3. 急症

(1)热郁血涌:头痛头胀,面红面热,急躁易怒,气粗口干,目赤耳鸣,大便干燥,舌红苔黄,脉弦数。

(2)风痰上扰:头晕目眩,恶心呕吐,胸脘痞满,舌强语謇,神志不清或已清,甚者半身不遂,口舌歪斜,偏身麻木,舌质暗红或暗淡,苔白腻,脉弦滑。

二、护理方案

(一)专科护理评估

1. 眩晕发作时间、程度、诱发因素、伴发症状。

2. 头痛性质、持续时间、发作次数、伴发症状。

3. 心悸发作时间、程度、诱发因素、伴发症状。

4. 血压波动情况、活动与用药前后血压监测情况。

(二)常见症状施护

1. 眩晕

(1)眩晕发作时应卧床休息,改变体位时应动作缓慢,防止跌倒,避免深低头、旋转等动作。环境宜清静,避免声光刺激。

(2)观察眩晕发作次数、持续时间、伴随症状及血压等变化。

(3)进行血压监测并做好记录。若出现血压持续上升或伴有眩晕加重、头痛剧烈、呕吐、视物模糊、语言謇涩、肢体麻木或行动不便者,要立即报告医师,并做好抢救准备。

(4)耳穴贴压(耳穴埋豆):遵医嘱选择神门、降压沟、心、交感等耳穴,采用王不留行籽用0.5cm×0.5cm胶布贴于穴位,每次一侧耳朵,左右交替使用。

(5)中药沐足:肝阳上亢证遵医嘱予牛膝、川芎、天麻、肉桂等中药煎煮取汁趁温热浴足。

(6)穴位贴敷:遵医嘱选择双侧涌泉、三阴交、太冲、肝俞、肾俞等穴位中药贴敷。

2. 头痛

(1)头痛时嘱患者卧床休息,抬高床头,改变体位时如起、坐、下床动作要缓慢,必要时有人扶持。

(2)进行血压监测并做好记录,血压异常及时报告医师并遵医嘱给予处理。

(3)避免劳累、情绪激动、精神紧张、环境嘈杂等不良因素。

(4)耳穴贴压(耳穴埋豆):遵医嘱选择内分泌、神门、交感、降压沟等耳穴,隔日更换1次,双耳交替。

(5)穴位贴敷:遵医嘱予中药贴敷两侧太阳、风池、太冲等穴。

(6)目赤心烦、头痛者,可用菊花泡水代茶饮。

3. 心悸气短

(1)心悸发作时卧床休息,观察患者心率、心律、血压、呼吸、神色、汗出等变化。

(2)心悸发作有恐惧感者,应有专人陪伴,并给予心理安慰。必要时遵医嘱给予镇静安神类药物。

(3)耳穴贴压(耳穴埋豆):遵医嘱选择心、交感、神门等耳穴,隔日更换1次,双耳交替。

4. 呕吐痰涎

(1)急性发作呕吐剧烈者暂禁食,呕吐停止后可给予流质或半流质易消化饮食。

(2)出现恶心呕吐者及时清理呕吐物,指导患者采取正确体位,以防止发生窒息,可按揉双侧内关、合谷、足三里等穴,以降血压止吐。

(3)呕吐甚者,中药宜少量多次频服,并可在服药前口含鲜生姜片,或服少量姜汁。

(4)呕吐停止后协助患者用温开水或淡盐水漱口以保持口腔清洁。

(5)饮食宜细软温热素食,如生姜枇杷叶粥或生姜陈皮饮,忌食生冷、肥甘、甜腻生痰之品。

(三) 给药护理

1. 中药与西药服药时间应间隔1~2小时。

2. 眩晕伴有呕吐者宜姜汁滴舌后服,并采用少量频服。

3. 遵医嘱服用调节血压药物,密切观察患者血压变化情况。

4. 静脉滴注扩血管药应遵医嘱调整滴速,并监测血压、心电图、肝肾功能等变化,指导患者在改变体位时要动作缓慢,预防直立性低血压的发生,如出现头晕、眼花、恶心等应立即平卧。

(四) 饮食护理

1. 基本原则 以清淡、高维生素、高钙、低脂肪、低胆固醇、低盐饮食为宜。

2. 辨证施膳

(1)气虚痰浊证:少食肥甘厚腻、生冷荤腥。素体肥胖者适当控制饮食,高血压患者饮食不宜过饱,急性发作剧烈呕吐者暂时禁食,呕吐停止后可给予半流质饮食。可配合食疗,如荷叶粥等。

(2)肝阳上亢证:饮食宜清淡和富于营养、低盐,平时多吃新鲜蔬菜,如芹菜、萝卜、海带等,并可适当多吃水果,忌食辛辣之品、动物内脏及动风滞气食物如葱、蒜等,忌烟酒。

（3）肝肾阴虚证：饮食宜富于营养，宜食甲鱼、淡菜、银耳等，忌食煎炸炙烤及辛辣之品，忌烟酒。日常可以将黑芝麻、核桃肉捣烂加适量蜂蜜调服。

（4）气滞血瘀证：饮食宜选择具有行气、活血化瘀作用的食品，宜食白萝卜、柑橘、猪肝、鸡蛋、龙眼肉之类。

（五）健康教育

1. 生活起居

（1）病室保持安静，舒适，空气新鲜，光线不宜过强。

（2）眩晕轻者可适当休息，不宜过度疲劳。眩晕急性发作时，应卧床休息，闭目养神，减少头部晃动，症状缓解后方可下床活动，动作宜缓慢，防止跌倒。

（3）为避免强光刺激，外出时佩戴变色眼镜，不宜从事高空作业。

（4）指导患者自我监测血压，如实做好记录，以供临床治疗参考。

（5）指导患者戒烟限酒。

2. 情志护理

（1）多与患者沟通，了解其心理状态，进行有针对性的指导。

（2）阳亢情绪易激动者，讲明情绪激动对疾病的不良影响，指导患者学会自我情绪控制。

（3）眩晕较重、心烦焦虑者，减少探视人群，给患者提供安静的休养空间，鼓励患者听舒缓的音乐，分散心烦焦虑感。

（4）多向患者介绍有关疾病的知识及治疗成功经验，增强患者信心，鼓励患者积极面对疾病。

（5）指导患者运用五音疗法舒缓情绪：如肝火亢盛者，可给予商调式音乐，有良好制约愤怒和稳定血压的作用，如《江河水》《汉宫秋月》等。

3. 功能锻炼　根据患者病情，在医护人员指导下可选择高血压降压操进行功能锻炼。

4. 定期随诊　遵医嘱定时复诊，若出现剧烈头晕、头痛、恶心呕吐、血压升高等不适时及时就医。

［附一］血压水平分类

临床血压水平分类，详见表 1-1。

表 1-1　血压水平分类

分类	收缩压（mmHg）		舒张压（mmHg）
正常血压	<120	和	<80
正常高值	120~139	和/或	80~89
高血压	≥140	和/或	≥90
1 级高血压	140~159	和/或	90~99
2 级高血压	160~179	和/或	100~109
3 级高血压	≥180	和/或	≥110
单纯收缩期高血压	≥140	和	<90

注：收缩压和舒张压属于不同分级时，以较高的级别作为标准。

[附二] 高血压降压操

　　根据中医平肝息风的理论，针对相关经络穴位，加以按摩，可以调整微血管舒缩作用，解除小动脉痉挛，疏通气血，对于高血压的预防和治疗有明显的作用。按摩时穴位要准确，以局部酸胀、皮肤微红为度。

　　1. 坐在椅子或沙发上，姿势自然端正，正视前方，两臂自然下垂，双手手掌放在大腿上，膝关节呈 90°，两足分开与肩同宽，全身肌肉放松，呼吸均匀（图 1-1）。

　　2. 用双手示指按揉双侧太阳穴，顺时针旋转一周为一拍，约做 32 拍。此法可疏风解表、清脑明目、止头痛（图 1-2）。

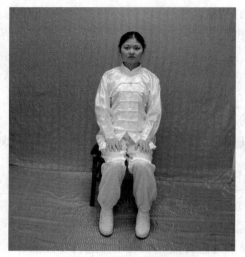

图 1-1　预备动作

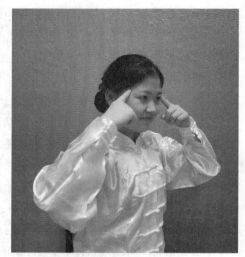

图 1-2　按揉太阳穴

　　3. 用手掌紧贴百会穴旋转，一周为一拍，共做 32 拍。此法可降血压、宁神清脑（图 1-3）。

　　4. 用双手拇指按揉双侧风池穴，顺时针旋转，一周为一拍，共做 32 拍（图 1-4）。

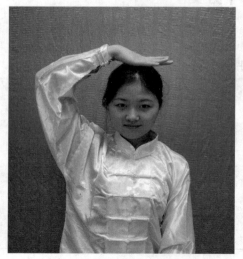

图 1-3　按摩百会穴

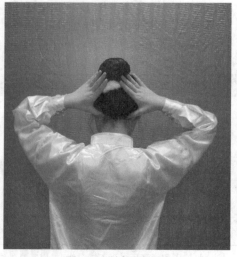

图 1-4　按揉风池穴

5. 两手五指自然分开,用小鱼际从前额向耳后按摩,从前至后弧线行走 1 次为一拍,约做 32 拍(图 1-5)。此法功效:疏经通络、平肝息风、降血压、清脑。

6. 用左手掌大鱼际擦抹右颈部胸锁乳突肌(图 1-6),再换右手擦左颈,1 次为一拍,共做 32 拍。此法可解除胸锁乳突肌痉挛,并降血压。

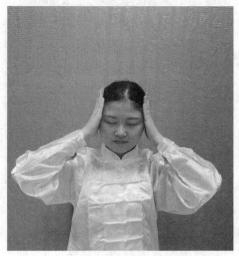

图 1-5 摩头清脑

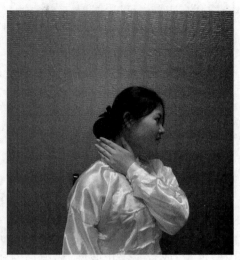

图 1-6 擦颈

7. 按揉曲池穴(图 1-7),先用右手再换左手,旋转一周为一拍,共做 32 拍。此法可清热、降压。

8. 用大拇指按揉内关穴(图 1-8),先揉左手后揉右手,顺时针方向按揉一周为一拍,共 32 拍。功效为舒心开胸。

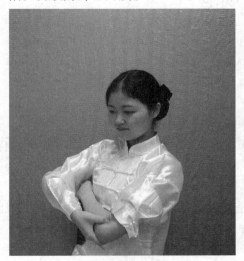

图 1-7 揉曲池穴

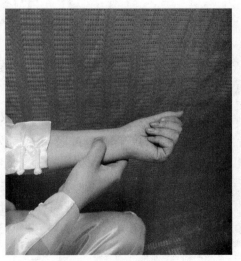

图 1-8 揉内关宽胸

9. 分别用左右手拇指按揉左右小腿的足三里穴,旋一周为一拍,共做 32 拍(图 1-9)。此法可健脾和胃、引血下行。

10. 两手放松下垂,然后握空拳,屈肘抬至肩高(图 1-10),向后扩胸,最后放松还原。

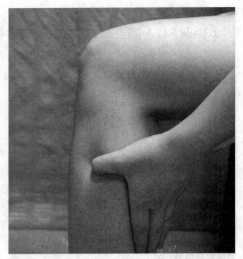

图 1-9　引血下行

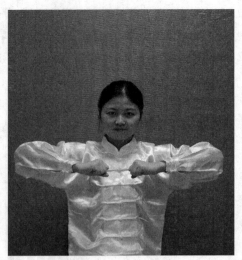

图 1-10　扩胸调气

根据个体情况调整做操锻炼的时间与强度,如发现有头痛、头胀或心慌、胸闷等症状,应减少锻炼量,或暂时停止锻炼;做操后,感觉身心舒缓、精神焕发为有效的良性反应,则表明相应锻炼量适度。

第二节　胸痹心痛(冠状动脉粥样硬化性心脏病) 中医护理规范

一、中西医病名和常见证候要点

(一)中医病名:胸痹心痛

胸痹心痛是因心脉挛急或闭塞引起的以膻中部位及左胸部疼痛为主症的一类病证。轻者偶发短暂轻微的胸部沉闷或隐痛,或为发作性膻中或左胸含糊不清的不适感;重者疼痛剧烈,或呈压榨样绞痛。

(二)西医病名:冠状动脉粥样硬化性心脏病

冠状动脉粥样硬化性心脏病(简称冠心病)是指冠状动脉粥样硬化使血管腔狭窄或阻塞,或(和)冠状动脉功能性改变(痉挛)导致心肌缺血、缺氧、坏死而引起的心脏病。

(三)常见证候要点

1. 心痛发作期

(1)阳虚血瘀证:遇冷则疼痛发作,或闷痛,舌淡暗,苔白腻,脉滑涩。

(2)气滞血瘀证:疼痛剧烈多与情绪因素有关,舌暗或紫暗,苔白,脉弦滑。

2. 心痛缓解期

(1)胸阳不振,痰瘀内阻证:胸闷痛兼见胸闷气短,胸闷痛,痛有定处,四肢厥冷,神倦自汗,倦怠乏力,纳呆便溏,苔白腻或白滑,脉沉细。

(2)痰热瘀阻证:胸闷或痛,形体肥胖,痰多气短,伴有倦怠乏力,纳呆便溏,口黏,恶心,舌质暗红或紫暗,有瘀斑,舌下瘀筋,苔黄或白腻或白滑,脉滑或脉涩或结、代、促。

(3)气滞血瘀证:心胸疼痛剧烈,如刺如绞,痛有定处,甚则心痛彻背,背痛彻心,或痛引肩背。伴有胸闷,日久不愈,可因暴怒而加重,舌质暗红,或紫暗,有瘀斑,舌下瘀筋,苔薄,脉涩或结、代、促。

(4)气阴亏虚,心血瘀阻证:胸闷兼见心悸气短,面色少华,头晕目眩,头昏乏力,倦怠懒言,遇劳则甚,胸闷隐痛,口咽干,心烦失眠,或胸闷隐痛、时作时止,心悸气短,舌暗红少津,脉细弱或结代。

二、护理方案

(一)专科护理评估

1. 胸痛发作的部位、性质、时间及放射痛的部位。

2. 心悸发作的时间、程度、诱发因素、伴发症状。

3. 心率、心律、血压及有无颈静脉怒张。

4. 心电图监测情况。

(二)常见症状施护

1. 胸闷、胸痛

(1)监测心率、心律、脉搏、血压、心电图等变化,出现异常或胸痛加剧、汗出肢冷时,立即向医师汇报并配合处理。

(2)发作时绝对卧床休息,给予氧气吸入,氧流量为 2~5L/min,以增加心肌氧的供应,减轻缺血和疼痛。

(3)遵医嘱舌下含服麝香保心丸或速效救心丸,必要时舌下含服硝酸甘油,并观察疗效。

(4)起病后 4~12 小时内给予流质饮食,以减轻胃扩张,随后过渡到低脂、低胆固醇清淡饮食,提倡少量多餐。

(5)耳穴贴压(耳穴埋豆):遵医嘱选择心、神门、交感、内分泌、肾等耳穴;隔日更换 1 次,双耳交替。

(6)穴位贴敷:遵医嘱给予温阳止痛中药药膏贴心前区膻中穴,每日 1 次。

(7)艾灸:阳虚血瘀者遵医嘱予隔姜灸,选取心俞、膈俞、膻中、气海等穴位,每日交替施灸;也可选用艾条灸,取足三里、内关等穴位,每日 1 次。

2. 心悸、气短

(1)观察心率、心律、血压、脉搏、呼吸频率、节律,面唇色泽及有无头晕、黑矇等伴随症状。

(2)采取高枕卧位、半卧位或其他舒适体位,尽量避免左侧卧位,因左侧卧位时患者常能感觉到心脏搏动而使不适感加重。

（3）给予氧气吸入，氧流量为 2~4L/min。

（4）穴位贴敷：遵医嘱以温经通络中药药膏，选取关元、气海、膻中、足三里、内关、曲池等穴位贴敷，每日 1 次。

3. 便秘

（1）评估排便情况：如排便的次数、性质及排便难易程度，平时有无习惯性便秘，是否服用通便药物。

（2）腹部按摩：顺时针按摩，每次 15~20 分钟，每日 2~3 次。

（3）晨起饮温开水一杯，约为 200~300ml（消渴患者除外），15 分钟内分次频饮。

（4）排便不畅时忌努挣：遵医嘱虚秘者服用苁蓉通便口服液，热秘者口服黄连上清丸或麻仁丸；或用开塞露辅助通便。

（三）给药护理

1. 中药汤剂一般饭后温服，阳虚血瘀者偏热服。

2. 活血化瘀类中成药宜饭后服用，如冠心丹参胶囊、通心络胶囊、血栓通胶囊、银杏叶片等。

3. 速效救心丸舌下含服，麝香保心丸、复方丹参滴丸舌下含服或口服。须密闭保存，置于阴凉干燥处。

4. 中药注射剂应单独输注，与西药注射剂合用时，建议用生理盐水间隔，注意观察有无不良反应。

5. 使用活血化瘀药时应注意患者有无出血倾向。常用药物有丹参注射液、丹红注射液、红景天注射液、疏血通注射液、丹参多酚酸盐注射液等。

（四）饮食护理

1. 基本原则　患者宜少食多餐，宜食用低脂、低胆固醇、低热量、高维生素、清淡、易消化的食物，避免饮食过饱及食用刺激性的酸、辣食物。心衰者宜低盐饮食。

2. 辨证施膳

（1）阳虚血瘀证：宜进食温阳益气、活血化瘀之品。如鸡肉、牛肉、蛇肉、黑木耳、大枣、红薯、洋葱等。食疗方：肉桂煲瘦肉汤、干姜煲鸡。

（2）气滞血瘀证：宜进食活血化瘀，行气止痛之品。如甘草、陈皮、丹参、三七粉等。食疗方：陈皮三七瘦肉汤。

（3）胸阳不振，痰瘀内阻证：宜食通阳宣痹，祛瘀化痰之品，如韭菜、山楂、桃仁、薤白、干姜、大蒜等，少食苦瓜等生冷、寒凉之品。食疗方：薤白粥。

（4）痰热瘀阻证：宜食清热化痰、活血通络之品，如茯苓、竹茹、半夏、薏苡仁、冬瓜、白萝卜、百合、扁豆、桃仁等。食疗方：薏苡仁桃仁粥。

（5）气阴亏虚，心血瘀阻证：宜食益气养阴、活血通络之品，如甲鱼、鸭肉、海参、木耳、香菇、山药、莲子、藕汁等。食疗方：山药粥、百合莲子羹等。

（五）健康教育

1. 生活起居

（1）病室保持温暖，空气流通。阳虚患者居室应向阳。

（2）卧床休息，避免不必要的翻动，限制探视。

（3）保持大便通畅，嘱患者排便时勿屏气，排便不畅时可用开塞露，必要时遵医嘱给予缓泻剂。

（4）外出时随时携带硝酸甘油以备急需。硝酸甘油见光易分解，应放在棕色瓶内存放于干燥处，以免潮解失效。

2. 情志护理

（1）保持情绪稳定，避免不良刺激。

（2）急性发作期，应有家属陪伴，允许患者表达内心感受，有针对性地给予心理支持，增强患者战胜疾病的信心。

（3）指导患者掌握自我排解不良情绪的方法，如音乐疗法、谈心释放法、转移法。

（4）将监护仪的报警声尽量调低，以免影响患者休息，增加患者心理负担。

3. 心脏康复指导

（1）患者一旦脱离急性危险期，病情处于稳定状态，运动康复即可开始。康复运动时机：①过去 8 小时内无新发或再发胸痛；②心肌损伤标志物［肌酸激酶同工酶（CK-MB）和肌钙蛋白］水平没有进一步升高；③无明显心力衰竭失代偿征兆（静息时呼吸困难伴湿性啰音）；④过去 8 小时内无新发严重心律失常或心电图改变。如病情不稳定，应延迟至 3~7 天以后酌情进行。

（2）运动康复应循序渐进，从被动运动开始，逐步过渡到坐位、坐位双脚悬吊在床边、床旁站立、床旁行走，病室内步行以及上 1 层楼梯或固定踏车训练，这个时期患者运动康复和恢复日常活动的指导必须在心电和血压监护下进行，以使用遥测运动心电监护系统为佳，方便患者活动及医护人员监护，运动量宜控制在较静息心率增加 20 次 /min 左右，同时患者感觉不大费力［博格评分（Borg scale）<12］，如果运动或日常活动后心率增加大于 20 次 /min，患者感觉费力，宜减少运动量或日常活动。

（3）指导患者选择适宜的康复锻炼方式，如散步、打太极拳、练习八段锦等。

4. 定期随诊　遵医嘱定时复诊，若出现胸闷、胸痛、心悸等不适时及时就医。

［附］Borg 自觉劳累分级量表

Borg 自觉劳累分级量表详见表 1-2 和表 1-3。

表 1-2　Borg 指数

分值	症状
0 分	一点也不觉得呼吸困难或疲劳
0.5 分	非常非常轻微的呼吸困难或疲劳，几乎难以察觉
1 分	非常轻微的呼吸困难或疲劳
2 分	轻度的呼吸困难或疲劳
3 分	中度的呼吸困难或疲劳
4 分	略严重的呼吸困难或疲劳

续表

分值	症状
5 分	严重的呼吸困难或疲劳
6~8 分	非常严重的呼吸困难或疲劳
9 分	非常非常严重的呼吸困难或疲劳
10 分	极度严重的呼吸困难或疲劳,达到极限

表 1-3　Borg 自觉劳累分级

分级	6　7　8	9　　10	11　　12	13　　14	15　　16	17　　18	19　　20
RPE	非常非常轻	很轻松	轻度吃力	有点累	累	很累	极累

第三节　心衰病(心力衰竭)中医护理规范

一、中西医病名和常见证候要点

(一)中医病名:心衰病

心衰病是由不同原因引起心脉"气力衰竭",心体受损,心动无力,血流不畅,逐渐引起脏腑功能失调,进而出现心悸、喘促、尿少、水肿等主要临床表现的危重病证。

(二)西医病名:心力衰竭

心力衰竭是由心脏结构性或功能性疾病所导致的一种临床综合征,由各种原因的初始心肌损害(如心肌梗死、心肌病、炎症、血流动力负荷过重等)引起心室充盈和射血能力受损,最后导致心室泵血功能低下,主要表现为呼吸困难、疲乏和液体潴留。心衰是一种症状性疾病,表现为血流动力学障碍。

(三)常见证候要点

1. 急性加重期

(1)阳虚水泛证:喘促气急,痰涎上涌,咳嗽,吐粉红色泡沫样痰,口唇青紫,汗出肢冷,烦躁不安,舌质暗红,苔白腻,脉细促。

(2)阳虚喘脱证:面色晦暗,喘悸不休,烦躁不安,或额汗如油,四肢厥冷,尿少,肢肿,面色苍白,舌淡苔白,脉微细欲绝或疾数无力。

(3)痰浊壅肺证:咳喘痰多,或发热形寒,倚息不能平卧;心悸气短,胸闷,动则尤甚,尿少肢肿,或颈脉显露。舌淡或略青,苔白腻,脉沉或弦滑。

2. 慢性稳定期

(1)阳气亏虚,血瘀水停证:心悸胸闷,动则气短喘息,咳喘不能平卧,肢肿尿少,畏寒肢冷。次症:咯吐痰涎,脘痞纳呆,渴不欲饮,身肿尿少,乏力气短,纳差便溏,舌淡暗,或有瘀点,苔白水滑,脉滑。

(2)气阴两虚,心血瘀阻证:心悸气短,动则尤甚,盗汗口干,五心烦热。次症:面色无华或面颧暗红,头晕自汗,乏力体倦,舌红少苔,脉虚细数。

二、护理方案

(一)专科护理评估

1. 心悸、胸闷发作时间、程度、诱发因素、伴发症状。

2. 喘促性质、持续时间、发作次数及伴发症状。

3. 神疲、乏力发作时间、程度、诱发因素、伴发症状。

4. 肢体肿胀发作时间、程度、诱发因素、伴发症状。

5. 饮水量,小便次数、量、性质、伴发症状。

6. 心力衰竭严重程度。

(二)常见症状施护

1. 喘促

(1)观察患者面色、血压、心率、心律、脉象及心电图变化,慎防喘脱危象(张口抬肩、稍动则咳喘欲绝,烦躁不安,面色灰白或面青唇紫,汗出肢冷,咳吐粉红色泡沫样痰)。

(2)遵医嘱控制输液速度及总量。

(3)遵医嘱准确使用解痉平喘药物。使用强心药物后,注意观察患者有无出现纳差、恶心、呕吐、头痛、乏力、黄视、绿视及各型心律失常等洋地黄中毒的症状。

(4)穴位按摩:选择风门、肺俞、合谷等穴位进行按摩以助宣肺定喘。

(5)喘脱护理

1)立即通知医师,配合抢救,安慰患者,稳定患者恐惧情绪。

2)给予端坐位或双下肢下垂坐位,遵医嘱予20%~30%酒精湿化、中高流量面罩吸氧。

3)遵医嘱准确使用镇静、强心药,如吗啡、洋地黄类药物等。

2. 胸闷、心悸

(1)协助患者取舒适卧位,加强生活护理,限制探视,减少气血耗损,保证充足睡眠。

(2)予间断低流量吸氧,观察吸氧后的效果。

(3)嘱患者平淡情志,勿七情过极。保持情绪稳定,避免焦虑、紧张及过度兴奋。

(4)做好患者心理护理,消除其恐惧感,避免不良的情绪刺激,必要时让亲属陪伴,给予亲情支持。

3. 神疲乏力

(1)卧床休息,限制活动量;减少交谈,限制探视,减少气血耗损。

(2)加强生活护理,勤巡视,将常用物品放置在患者随手可及的地方。注意患者安全,如:加设床栏,外出检查时有人陪同,防跌倒、坠床等。

4. 尿少肢肿

(1)准确记录24小时出入量,限制摄入量(入量比出量少200~300ml),正确测量每日晨起体重(晨起排空大小便,穿轻薄衣服,空腹状态下)。

（2）饮食以少盐、易消化、高维生素、高膳食纤维饮食为宜,忌饱餐。选用具有利尿作用的食品,如芹菜、海带、赤小豆、西瓜等,也可用玉米须煎水代茶饮。

（3）做好皮肤护理,保持床单位整洁干燥,定时翻身,协助患者正确变换体位,避免推、拉、扯等动作,预防压疮。可使用减压垫、气垫床、翻身枕等预防压疮的辅助工具。用温水清洁皮肤,勤换内衣裤,勤剪指甲。会阴部水肿患者应做好会阴清洗,防止尿路感染,男性患者可用吊带托起阴囊以防止摩擦,减轻水肿。下肢水肿者,可抬高双下肢以利于血液回流。

（4）应用利尿剂后观察用药后效果,定期复查电解质,观察有无水、电解质紊乱。

（5）形寒肢冷者注意保暖,可用艾叶煎水浴足,以温阳通脉,促进血液循环。

（6）中药汤剂宜浓煎,少量多次温服,攻下逐水药宜白天空腹服用。

5. 便秘

（1）评估排便情况:如排便的次数、性质及排便难易程度,平时有无习惯性便秘,是否服用通便药物。

（2）腹部按摩:按摩中脘、中极、关元等穴位,以顺时针方向按摩腹部,每次15~20分钟,每日2~3次。

（3）饮食宜荤素搭配,可适当多食用蜂蜜、水果、粗纤维蔬菜。

（4）排便不畅时忌努挣,遵医嘱给予苁蓉通便口服液或人工协助取便。

（三）给药护理

1. 中药与西药的服药时间应间隔1~2小时。

2. 根据医师诊疗要求,辨证施护指导中药汤剂及中成药服用方法,汤剂宜浓煎,每剂煎取药液100ml,分上、下午服用。服药期间不宜进食辛辣刺激之品,以免影响药效。红参、西洋参宜另煎,宜上午服用。

3. 中成药适用于慢性稳定期患者,宜饭后半小时服用,以减少对胃黏膜的刺激,服药期间根据治疗药物服用注意事项、禁忌,做好饮食调整。

4. 根据医嘱辨证选择适宜中药输注的静脉。用药前询问患者过敏史。输液过程加强巡视,严格遵医嘱控制液体的入量及输入速度,密切观察尿量情况。

（四）饮食护理

1. 基本原则　以低盐、低脂、清淡、易消化、富含维生素和微量元素的食物为宜。

2. 辨证施膳

（1）气阴两虚、心血瘀阻证:宜食甘凉,忌辛辣、温燥、动火之食物。宜食益气养阴、活血化瘀之品,如山药、银耳、百合、莲子、枸杞子等。

（2）阳气亏虚、血瘀水停证:宜食温热,忌生冷、寒凉、黏腻食物。宜食益气温阳、化瘀利水之品,如海参、鸡肉、羊肉、桃仁、木耳、大枣、冬瓜、玉米须等,可选食莲子山药饭等。

（3）阳虚喘脱证:宜食温,忌辛辣寒凉之物。宜食填精化气、益阴通阳之品,如芝麻、黑豆、枸杞子、鹌鹑、牡蛎、鸽肉、桑椹等。可选食山药鸡蛋羹等。

（4）阳虚水泛证:宜食温阳利水、泻肺平喘之品,如牛鞭、海参、羊肉、冬瓜等。

（5）痰浊壅肺证:宜食宣肺化痰之品,如橘皮薏苡仁粥等。

3. 控制液体摄入量,以减轻心脏负荷,24小时入量比出量少200~300ml为宜。

4. 控制钠盐摄入量,限制量视心衰的程度而定。遵医嘱轻度者每日供给食盐不超过5g,中度者每日不超过 3g,重度者每日不超过 1g。

5. 进食宜少量多餐,每日进餐 4~6 次,夜晚进食宜少,避免饱餐。

(五) 健康教育

1. 生活起居

(1)病室保持安静、舒适、空气新鲜、光线适宜。

(2)适当活动,提高活动耐力,改善心理状态,提高生活质量。

(3)指导患者积极治疗原发病,注意避免诱发因素,如感染、过度劳累、情绪激动、钠盐摄入过多、输液速度过快等。

(4)养成良好生活习惯,规律生活,保证充足的睡眠,注意劳逸结合。

(5)饮食宜清淡、易消化、富于营养,每餐不宜过饱,多食蔬菜、水果,保持大便通畅,大便时勿努挣,戒烟、戒酒。

2. 情志护理

(1)指导患者注意调节情志,保持心情愉快,避免七情过激、用脑过度和外界不良刺激,避免情绪波动,消除紧张心理,树立战胜疾病的信心和勇气,以利于疾病的好转或康复。

(2)告知患者诱发心力衰竭的各种因素,使患者对疾病有正确的认识,掌握相关的医学知识,积极主动地加强自我保健,增强遵医行为。

(3)指导患者运用放松疗法舒缓情绪,如交谈、听音乐、看报纸等方式。

3. 功能锻炼 根据病情合理安排活动与休息,避免进行剧烈的运动,建议患者以散步、打太极拳、练气功等运动为主,以锻炼后不觉疲劳为宜。

4. 定期随诊 遵医嘱定期复诊,如有心慌、心悸、肢体肿胀等不适症状时应及时就诊。

[附] 心力衰竭严重程度分级标准

美国纽约心脏病学会(NYHA)的分级方案是根据患者自觉的活动能力将心功能划分为四级,将心力衰竭分为三度。

Ⅰ级(心功能代偿期):患者患有心脏病,但活动量不受限制,平时一般活动不引起疲乏、心悸、呼吸困难或心绞痛。

Ⅱ级(Ⅰ度心衰):心脏病患者的体力活动受到轻度的限制,休息时无自觉症状,但平时一般活动下可出现疲乏、心悸、呼吸困难或心绞痛。

Ⅲ级(Ⅱ度心衰):心脏病患者体力活动明显受限,小于平时一般活动即引起上述的症状。

Ⅳ级(Ⅲ度心衰):心脏病患者不能从事任何体力活动。休息状态下也可出现心衰的症状,体力活动后加重。

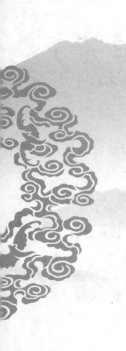

第二章　脑　病　科

第一节　中风（脑梗死、脑出血、蛛网膜下腔出血）中医护理规范

一、中西医病名和常见证候要点

（一）中医病名：中风（中经络、中脏腑）

中风以痰热内盛、阴虚阳亢或气血亏虚，遇饮食、情志、劳倦为诱因。以口舌歪斜、半身不遂、言语謇涩、突然昏仆、不省人事等为主要临床表现。病位在脑，涉及肝肾。

（二）西医病名：脑梗死、脑出血、蛛网膜下腔出血

脑梗死又称缺血性脑卒中，是指因脑部血液循环障碍，缺血、缺氧所致的局部性脑组织的缺血坏死或软化。

脑出血又称脑溢血，是指非外伤性脑实质内的自发性出血。其病因多样，绝大多数是由高血压小动脉硬化的血管破裂引起的，也称高血压性脑出血。

蛛网膜下腔出血是脑动脉破裂后血液进入蛛网膜下腔而导致的疾病。常见病因为颅内动脉瘤、脑血管畸形等。临床起病突然，表现为剧烈头痛，部分患者出现意识障碍、癫痫发作，严重者可致死亡，主要并发症为再出血、脑血管痉挛导致缺血性脑损害和脑积水等。头部计算机体层成像（CT）为诊断首选方法，头部计算机体层成像血管造影和脑血管造影有助于明确病因。

（三）常见证候要点

1. 中经络

（1）肝阳暴亢、风火上扰证：半身不遂，偏身麻木，舌强言謇或不语，或口舌歪斜。眩晕头痛，面红身赤，口苦咽干，心烦易怒，尿赤便干。舌质红或红绛，舌苔薄黄，脉强有力。

（2）风痰瘀血、痹阻经络证：半身不遂，口舌歪斜，偏身麻木，舌强言謇或不语。头晕目眩。舌质暗淡,舌苔薄白或白腻,脉滑。

(3)痰热腑实、风痰上扰证:半身不遂,口舌歪斜,偏身麻木,舌强言謇或不语。腹胀便干便秘,头晕目眩,咳痰或痰多。舌质暗红或暗淡,苔黄或黄腻,脉弦滑或偏瘫侧弦滑而大。

(4)气虚血瘀证:半身不遂,口舌歪斜,言语謇涩或不语,偏身麻木。面色苍白、气短乏力,口流涎、自汗出,心悸便溏,手足肿胀。舌质暗淡,舌苔薄白或白腻,脉沉细、细缓或细弦。

(5)阴虚风动证:半身不遂,口舌歪斜,偏身麻木,舌强言謇或不语。烦躁失眠,眩晕耳鸣,手足心热。舌质红绛或暗红,少苔或无苔,脉细弦或细弦数。

2. 中脏腑

(1)肝阳暴亢、上扰清窍证:神志恍惚,甚至昏迷,半身不遂。平时多有眩晕、麻木之症,情志相激病势突变,肢体强痉拘急,面红,口干便秘。舌质红绛,舌苔黄腻而干,脉弦滑大数。

(2)痰湿内蕴、蒙塞心神证:神昏,半身不遂。素体多是阳虚湿痰内蕴,肢体松懈瘫软不温,继则四肢厥冷,面白唇暗,痰涎壅盛。舌质暗淡,舌苔白腻,脉沉滑或沉缓。

(3)痰热内盛、蒙蔽心窍证:神昏,昏愦,半身不遂。起病急骤,鼻鼾痰鸣,肢体强痉拘急,项强身热,躁扰不宁,甚则手足厥冷,频繁抽搐,偶见呕血。舌质红绛,舌苔褐黄干腻,脉弦滑数。

(4)元气败脱、心神散乱证:突然神昏,昏愦,肢体瘫软。手厥冷汗多,重则周身湿冷,二便自遗。舌淡,舌质紫暗,苔白腻,脉沉缓、沉微。

二、护理方案

(一)专科护理评估

1. 神志、瞳孔、生命体征、呼吸道通畅情况。
2. 语言表达能力及吞咽功能。
3. 肢体活动情况。
4. 眩晕和头痛的性质、持续时间、发作次数及伴发症状。

(二)常见症状施护

1. 意识障碍

(1)密切观察神志、瞳孔、心率、血压、呼吸、汗出等生命体征等变化,及时报告医师,配合抢救。

(2)保持病室空气流通,温湿度适宜,保持安静,避免人多惊扰。

(3)取适宜体位,保持呼吸道通畅,避免引起颅内压增高的因素,如头颈部过度扭曲、用力等。

(4)定时变换体位,用温水擦身,保持局部气血运行,预防压疮发生。

(5)眼睑不能闭合者,覆盖生理盐水纱布或涂金霉素眼膏;遵医嘱做口腔护理。

(6)遵医嘱给予鼻饲流质饮食,如肠内营养液、米汤等。

(7)遵医嘱留置导尿,做好尿管护理。

2. 半身不遂

（1）观察患侧肢体的感觉、肌力、肌张力、关节活动度和肢体活动的变化。

（2）加强对患者的安全保护，如床边上床挡，防止坠床摔伤，每日用温水擦拭全身 1~2 次，按摩骨隆突处和经常受压部位，以促进血液循环、预防压疮发生等。

（3）协助医师进行良肢位摆放，经常观察并及时予以纠正，指导并协助患者进行肢体功能锻炼，如伸屈、抬肢等被动运动，注意患肢保暖防寒。

（4）穴位按摩：遵医嘱选择患侧上肢的极泉、尺泽、肩髃、合谷等穴位；选择患侧下肢的委中、阳陵泉、足三里等穴位。

（5）艾条灸：遵医嘱选择患侧上肢的极泉、尺泽、肩髃、合谷等穴位；选择患侧下肢的委中、阳陵泉、足三里等穴位。

（6）中药熏洗：在辨证论治原则下遵医嘱给予具有活血通络作用的中药如当归、红花等局部熏洗患肢，每日 1 次或隔日 1 次。

3. 眩晕、头痛

（1）观察眩晕、头痛发作的次数、程度、持续时间、伴随症状等。遵医嘱监测血压，若出现血压持续上升或伴有眩晕加重、头痛剧烈、呕吐、视物模糊等变化，及时通知医师，做好抢救准备。

（2）向患者讲解发生眩晕、头痛的病因、诱因，指导患者学习避免诱因的方法，如自我调适，保持心理平衡，避免急躁、发怒等不良情绪刺激，改变体位时动作缓慢，避免深低头、旋转等动作，防止摔倒。

（3）眩晕、头痛发作时应卧床休息，头部稍抬高，呕吐时取侧卧位，做好口腔护理。保持室内安静、空气流通，将光线调暗，避免光刺激。多做解释工作以消除患者紧张情绪。

（4）穴位按摩：风痰阻络、阴虚风动引起的眩晕、头痛遵医嘱取百会、太阳、风池、内关、曲池等穴，每日 4~5 次，每次 30 分钟。

（5）耳穴贴压（耳穴埋豆）：遵医嘱取神门、肝、脾、肾、降压沟、心、交感等耳穴，每日按压 3~5 次，每次 3 分钟，隔日更换 1 次，双耳交替。

（6）穴位贴敷：遵医嘱取双足涌泉穴予中药药膏贴敷，每日 1 次。

4. 痰多息促

（1）密切观察痰的颜色、性状、量及气味，有无喘促、发绀等伴随症状，必要时给予氧气吸入。

（2）保持室内空气流通、温湿度适宜，避免外感风寒。

（3）保持呼吸道通畅，定时翻身拍背，及时清除口腔内分泌物，每日用中药漱口液清洁口腔 2 次；痰液黏稠时多饮水，或遵医嘱予雾化吸入，促进痰液排出；神昏或痰多无力咳出者可行机械吸痰。

（4）循经拍背法：排痰前，沿脊柱两侧膀胱经，由下往上轻扣，每日 2~3 次，每次 20 分钟，根据痰液的多少，增加力度、时间、次数。

（5）穴位贴敷：遵医嘱取肺俞、膏肓俞、定喘、天突等穴进行中药药膏贴敷。

5. 言语謇涩

(1)观察患者语言功能情况,建立护患交流板,与患者进行良好沟通,对家属进行健康宣教,共同参与患者语言康复训练。

(2)鼓励患者开口说话,随时给予肯定,在此过程中,尽量减少纠正,更不应责难,以增强患者的信心。对遗忘性患者应有意识地反复进行训练,以强化记忆。

(3)语言康复训练,包括放松疗法、发音器官运动训练、呼吸训练、发音训练及语言矫治等,初期可用手势或书面笔谈,加强沟通,进而从简单的字、音、词开始。鼓励患者读书看报,适当听收音机。

(4)穴位按摩:遵医嘱取廉泉、哑门、承浆、大椎等穴按摩。

6. 吞咽困难

(1)协助医师进行吞咽试验以观察有无呛水、呛食等情况。

(2)遵医嘱胃管鼻饲,做好留置胃管的护理。

(3)对轻度吞咽障碍以摄食训练和体位训练为主。如采用改变食物性状和采取代偿性进食方法如姿势和手法等改善患者吞咽状况,一般先用糊状或胶状食物进行训练,少量多次,逐步过渡到普通食物。

(4)对中度、重度吞咽障碍患者采用间接训练为主,主要包括:增强口面部肌群运动、舌体运动和下颌骨的张合运动;咽部冷刺激;空吞咽训练;呼吸功能训练等。

(5)保持环境安静、舒适,减少进餐时分散注意力的干扰因素,如关闭电视、收音机等,指导患者进餐时不要讲话,防止误吸。

7. 腹胀便秘

(1)观察排便次数、性状、排便费力程度及伴随症状。

(2)指导患者保持生活规律,适当运动,定时排便,忌努挣。习惯性便秘者畅情志,克服对排便的恐惧与焦虑。

(3)鼓励患者多饮水,建议每天饮水量在1 500ml以上,饮食以粗纤维为主,多吃有利于通便的食物,如黑芝麻、蔬菜、瓜果等;多饮水,戒烟酒,禁食产气多或刺激性的食物,如甜食、豆制品、洋葱等。热秘患者以清热、润肠、通便的饮食为佳,可食用白萝卜、蜂蜜汁;气虚便秘患者以补气血、润肠通便的饮食为佳,可食用核桃仁、松子仁;芝麻粥适用于各种类型的便秘。

(4)穴位按摩:遵医嘱取胃俞、脾俞、内关、足三里、中脘、关元等穴,腹胀者加涌泉穴,用揉法。

(5)腹部按摩:取平卧位,以肚脐为中心,按顺时针方向按揉腹部,以腹内有热感为宜,每次20~30圈,每日2~3次。

(6)艾灸:遵医嘱取神阙、天枢、气海、关元等穴,每日1~2次。

8. 高热

(1)遵医嘱定时监测体温,注意监测其他生命体征及汗出情况,及时擦干皮肤,更换汗湿的衣服、被褥等,保持皮肤和床单位清洁、干燥。

(2)遵医嘱采用亚低温治疗仪、中药擦浴、头部冷敷等物理降温方法。

(3)穴位按摩:遵医嘱取大椎、合谷、曲池等穴。

(4) 指导多饮温开水,用漱口液漱口。

(5) 指导患者进食清热生津之品,如西瓜、荸荠等。忌辛辣、香燥、助热动火之品。

9. 二便失禁

(1) 观察排便次数、量、质及有无里急后重感;尿液的色、质、量,有无尿频、尿急、尿痛感。

(2) 保持会阴及肛周皮肤清洁干燥,使用便器时动作轻缓,避免拖、拉,以免擦伤患者的皮肤,每次便后将会阴部及肛周擦洗揩干,如留置导尿,做好留置导尿护理。

(3) 指导进食健脾养胃益肾之品,遵医嘱进行肠内营养补充。

(4) 艾条灸:气虚及元气衰败证,遵医嘱取神阙、气海、关元、百会、三阴交、足三里等穴,每日 1~2 次。

(5) 穴位按摩:气虚及元气衰败证,取肾俞、八髎穴、足三里、天枢等穴,每日 1~2 次。

(三) 给药护理

1. 根据医师诊疗要求,辨证施护指导中药汤剂服药方法,汤剂应浓煎。服药期间不宜进食辛辣刺激之品,以免影响药效。眩晕伴有呕吐者宜姜汁滴舌后服,并采用少量频服。

2. 中药与西药的服药时间应间隔 1~2 小时。内服中成药:安脑丸、芪归通络口服液(专科制剂)等。

3. 遵医嘱服用调节血压的药物,密切观察患者血压变化情况。

4. 静脉滴注扩血管药应遵医嘱调整滴速,并监测血压,使用甘露醇脱水降颅压应注意记录出入量及肝肾功能等变化。

(四) 饮食护理

1. 基本原则以低盐、低脂、低胆固醇饮食为主,多食新鲜蔬果。忌食肥甘油腻、辛辣刺激等助火生痰之品,如公鸡肉、猪头肉等。

2. 辨证施膳

(1) 肝阳暴亢、风火上扰证:饮食宜甘凉,以米、面、玉米为主,可选食绿豆汤、荷叶汤、莲子汤等,避免助火之品,如煎炸类、炒货等食品。忌食羊肉及大蒜、葱等辛香走窜之品。鼓励多食新鲜的蔬菜、水果。

(2) 风痰瘀血、痹阻经络证:饮食宜祛风化痰、活血通络之品,应少量多餐。可多进食黑大豆、藕、香菇等,少食生冷瓜果,忌海虾、海蟹及糯米甜食、过咸之品等。

(3) 痰热腑实、风痰上扰证:饮食宜清热化痰润燥之品,宜食萝卜、绿豆、丝瓜、冬瓜、梨等,忌食羊肉、辣椒、韭菜、巧克力、乳酪等食品,以免助热生痰。

(4) 气虚血瘀证:饮食宜益气健脾通络之品,宜食薏仁粥、黄芪粥(黄芪 30g,粳米 50g)及山药赤小豆粥(赤小豆 30~50g,山药 30~50g,白糖适量)、木耳等,少食膏类补品、甜腻食品等。

(5) 阴虚风动证:饮食以养阴清热之品为宜,宜食绿豆百合粥(绿豆 30~50g,百合 50g,粳米 100g,加水适量煮粥,少量多次食用)、鲜藕汁、鲜萝卜汁、梨汁等,以养阴生津,或选食甲鱼汤、淡菜汤等。

(6) 肝阳暴亢、上扰清窍证:饮食宜清淡而富有营养之品,如:莲子、冬瓜等,食疗方:莲子小米粥。

（7）痰湿内蕴、蒙塞心神证：予鼻饲进食，予温热流质，如陈皮、丝瓜等，食疗方：陈皮瘦肉粥。

（8）痰热内盛、蒙蔽心窍证：予清内热、化痰湿的素食，如西瓜、梨、黄瓜、竹茹等，饮食不宜过饱。食疗方：竹茹粥。

（9）元气败脱、心神散乱：饮食宜益气之品，如黄芪汤、太子参瘦肉汤等。

（五）健康教育

1. 生活起居

（1）保持室内安静、通风、光线柔和，避免强光刺激。

（2）保证休息与睡眠，注意保暖（尤其是偏瘫肢体），以防风邪侵袭。头晕目眩者，应减少下床活动，以卧床休息为宜。

（3）生活起居有序，注意劳逸结合，切勿过劳。坚持体育锻炼，选择适当的运动方式，如气功、太极拳、八段锦等。

2. 情志护理

（1）正确评估患者的情绪状态和心理需求，给予情志护理。做好耐心细致的解释工作，并向患者宣传精神因素在治疗疾病、恢复健康过程中的重要性。严格执行保护性医疗制度。

（2）对神志清醒患者及家属进行精神安慰，使其消除紧张、恐惧、焦虑等不良情绪，根据病情，对患者或家属进行相关健康指导，使之对疾病治疗、护理等知识有一定的了解，积极配合治疗。

（3）中风患者多为心火暴盛，应耐心做好情志护理，向患者说明心烦易怒等情绪对疾病的不良影响。解除患者的恐惧、急躁等情绪，避免不良刺激。

3. 功能锻炼

（1）保持床上卧位的正确姿势

1）正确的仰卧位：①头部枕于枕头上，面部朝向偏瘫侧；②在偏瘫侧肩胛下和上肢下放一个枕头，使肩前伸，肘伸直，腕关节背伸和手指伸开；③在偏瘫侧臀部垫一个枕头，使骨盆向后倾；大腿外侧腘窝处摆放支持物如枕头、沙袋、毛巾卷等，使髋关节伸展并呈中立位、膝关节呈轻度屈曲位。

2）正确的偏瘫侧卧位：①头部保持自然舒适位；②后背挤放一个枕头，使患者躯干稍向后倾，并呈放松状态；③偏瘫侧上肢前伸，肩关节屈曲约90°，手心向上，腕关节自然背伸；偏瘫侧下肢伸展，膝关节稍屈曲；④健侧下肢髋、膝关节屈曲，在其下方垫一个枕头防止压迫偏瘫侧下肢；健侧上肢取自由位。

3）正确的健侧卧位：①头用枕头支持，以确保患者舒适；②背后放一个枕头，使患者躯干呈90°，并呈放松状态；③偏瘫侧上肢向前伸出，肩关节屈曲约90°，下面用枕头支持；偏瘫侧下肢向前屈髋、屈膝，置于枕头上；④健侧上肢可以自由摆放，健侧下肢髋、膝关节略微屈曲，自然放置。

（2）维持关节活动度的训练：一般每天训练2次，每次10~20分钟，全身各个关节向各个运动方向做全活动范围的运动2~3次。

4. 定期随诊 遵医嘱定时复诊，若出现剧烈头晕、头痛、恶心、呕吐、血压升高等不适时及时就医。

[附一] 意识障碍评估工具

临床上可使用格拉斯哥昏迷评分（Glasgow coma score，GCS）对中风患者的意识障碍及其严重程度进行观察与测定（表 2-1）。

表 2-1　格拉斯哥昏迷评分

睁眼反应	言语反应	运动反应
自动睁眼 4 分	有定向力 5 分	能按吩咐做肢体活动 6 分
言语呼唤后睁眼反应 3 分	对话混乱 4 分	肢体对疼痛有反应 5 分
疼痛刺激后睁眼反应 2 分	不适当用语 3 分	肢体有屈曲逃避反应 4 分
疼痛刺激后无睁眼反应 1 分	不能理解语言 2 分	肢体异常屈曲 3 分
	无言语反应 1 分	肢体伸直 2 分
		肢体无反应 1 分

注：正常者总分为 15 分，8 分以下为昏迷，3 分以下提示为脑死亡或预后不良。

[附二] 吞咽障碍评估工具

洼田饮水试验是临床用于评定吞咽障碍的实验方法，分级明确清楚，操作简单（表 2-2）。

表 2-2　洼田饮水试验

分级	评分说明
1 级（优）	能顺利地 1 次将水咽下
2 级（良）	分 2 次以上，能不呛咳地咽下
3 级（中）	能 1 次咽下，但有呛咳
4 级（可）	分 2 次以上咽下，但有呛咳
5 级（差）	频繁呛咳，不能全部咽下

正常：1 级，5 秒之内；可疑：1 级，5 秒以上或 2 级；异常：3~5 级

[附三] 肌 力 评 估

临床上，肌力分级标准详见表 2-3。

表2-3 肌力分级

肢体肌力	评分说明
0级	肌肉完全麻痹,触诊肌肉完全无收缩力
1级	肌肉有主动收缩力,但不能带动关节活动
2级	可以带动关节水平活动,但不能对抗地心引力
3级	能对抗地心引力做主动关节活动,但不能对抗阻力
4级	能对抗较大的阻力,但比正常者弱
5级	正常肌力

第二节　颤病(帕金森病)中医护理规范

一、中西医病名和常见证候要点

(一)中医病名:颤病

颤病是以头部或肢体摇动颤抖,不能自制为主要临床表现的一种病证。多因风阳内动、髓海不足、气血亏虚、痰热风动所致。临床主要表现:轻者表现为头摇动或手足微颤,重者可见头部震摇,肢体颤动不止,甚则肢节拘急,失去生活自理能力。颤病病在筋脉,与肝、肾、脾等脏关系密切。

(二)西医病名:帕金森病

帕金森病是一种常见的中老年神经系统退行性疾病,主要以黑质多巴胺能神经元进行性退变和路易小体形成的病理变化,纹状体区多巴胺递质降低、多巴胺与乙酰胆碱递质失平衡的生化改变,震颤、肌强直、动作迟缓、姿势平衡障碍的运动症状和嗅觉减退、便秘、睡眠行为异常和抑郁等非运动症状的临床表现为显著特征。

(三)常见证候要点

1. **风阳内动证**　肢体颤动粗大,程度较重,不能自制,眩晕耳鸣,面赤烦躁,易激动,心情紧张时颤动加重,伴有肢体麻木,口苦而干,语言迟缓不清,流涎,尿赤,大便干。舌质红,苔黄,脉弦。

2. **痰热风动证**　头摇不止,肢麻震颤,重则手不能持物,头晕目眩,胸脘痞闷,口苦、口黏,甚则口吐痰涎。舌体胖大有齿痕,舌质红,舌苔黄腻,脉弦滑数。

3. **气血亏虚证**　头摇肢颤,面色㿠白,表情淡漠,神疲乏力,动则气短,心悸健忘,眩晕,纳呆。舌体胖大,舌质淡红,舌苔薄白滑,脉沉濡无力或沉细弱。

4. **髓海不足证**　头摇肢颤,持物不稳,腰膝酸软,失眠心烦,头晕,耳鸣,善忘,老年患者常兼有神呆、痴傻。舌质红,舌苔薄白或红绛无苔,脉象细数。

5. 阳气虚衰证　头摇肢颤,筋脉拘挛,畏寒肢冷,四肢麻木,心悸懒言,动则气短,自汗,小便清长或自遗,大便溏。舌质淡,舌苔薄白,脉沉迟无力。

二、护理方案

(一) 专科护理评估

1. 静止性震颤发作的时间、程度、诱发因素、伴发症状。
2. 肌强直发作的时间、程度、诱发因素、伴发症状。
3. 运动迟缓及步态异常的表现程度。

(二) 常见症状施护

1. 静止性震颤

(1)观察震颤发作时的肢体情况。

(2)指导放松情绪,以免紧张加重震颤症状。

(3)穴位注射:遵医嘱肝肾不足证选用肝俞、肾俞、阳陵泉等穴;气血亏虚证选用气海、足三里等穴;血瘀阻痹证加用曲池、合谷、太冲等穴;痰浊交阻证选用中脘、丰隆等穴;精气亏乏、阴血不足证选用背俞穴或夹脊穴。

(4)穴位贴敷:遵医嘱选曲池、合谷、内关、外关、手三里、足三里、阴陵泉、三阴交等穴进行中药药膏贴敷。

2. 肌强直

(1)观察患者移动和改变体位的能力,做精细动作和整体动作的能力,主动和被动的活动能力。

(2)耳穴疗法:遵医嘱选取耳穴中与肢体相应的阳性反应点。根据辨证选配三焦、皮质下、神门、肝、脾、肾、心等穴。

(3)中药药浴:遵医嘱选用当归、红花等温经通络、散寒止痛类中药,煎汤洗浴。

(4)中药药熨:遵医嘱将加热后的中药放于人体的某一部位或穴位来回运转,使药力和热力同时自体表毛窍透入经络、血脉;肢体部位可选择曲池、合谷、内关、外关、手三里、足三里、阴陵泉、三阴交等穴。

(5)中药硬膏贴敷:遵医嘱将中药主要成分为细辛、川芎等的硬膏贴附于肢体痉挛疼痛部位。

(6)穴位按摩:遵医嘱选取合谷、内关、曲池、足三里、三阴交、阴陵泉等穴位。

(三) 给药护理

1. 内服中药　宜少量多次温服。服药后避受风寒,观察患者病情的逆顺变化。神志昏迷患者应采用鼻饲法,药物应研碎水调后灌服。

2. 用药过程中观察肢体震颤、肌强直及运动功能的改善情况,以确定药物的疗效。

3. 观察药物的副作用及不良反应。

4. 予服药行为教育　强调必须遵医嘱服药,不可随意停药或减药,坚持长期治疗。

5. 服用左旋多巴期间应从小剂量开始,服药期间忌服维生素 B_6、单胺氧化酶抑制剂,以免加重不良反应,后者能使血压升高。

（四）饮食护理

1. 基本原则 给予高热量、高维生素、低脂、适量优质蛋白的易消化之品。多食含酪氨酸的食物如瓜子、杏仁、芝麻等，适当控制脂肪的摄入。

2. 辨证施膳

(1)风阳内动证：多食新鲜蔬菜水果及富含粗纤维之品，如芥菜、南瓜、紫菜、西瓜、梨、豆制品等，忌食辛辣烟酒、动物内脏及动风滞气的食物。

(2)痰热风动证：饮食宜清淡易消化之品，多吃清热化痰之品，如西瓜、冬瓜、梨、柑橘等。

(3)气血亏虚证：饮食宜开胃健脾、益气养血、营养丰富、易消化及血肉有情之品，如蛋类、瘦肉、猪血、黑芝麻、大枣、山药、黄芪粥、党参粥、薏米粥、莲子红枣粥等。宜少量多餐，忌烟酒咖啡，辛辣及生冷食物。

(4)髓海不足证：饮食宜营养丰富、易消化、有补肾生精作用之品，如银耳、大枣、黑芝麻。

(5)阳气虚衰证：饮食以补肾助阳之品，如胡核桃仁粥、枸杞羊肉粥、杜仲苁蓉煲猪腰等。

（五）健康教育

1. 生活起居

(1)病室环境宜安静、通风，室温偏暖。

(2)指导患者掌握放松紧张情绪的方法，如深呼吸、倾听轻松柔和的音乐，避免精神刺激。

(3)对久病气血不足者，应使患者宁心静志，调和气息，多加照顾和安慰，保持身心愉悦。

(4)注意避风寒、保暖及休息，加强基础护理。

2. 情志护理

(1)向患者介绍与本病有关的知识，使其了解其病程及预后。

(2)指导家属照顾患者，使患者感到来自家庭的支持和爱心。

(3)细心观察患者的心理反应，鼓励患者表达并注意倾听其心理感受，给予正确的信息引导，防止情志过极。

(4)鼓励患者培养兴趣与爱好，保持良好的心态。

3. 功能锻炼 本病早期，患者运动功能无障碍，应指导患者尽量参与各种形式的活动，坚持四肢各关节的功能锻炼。随着病情的发展患者生活自理能力显著降低，此时应注意患者活动中的安全问题，走路时持拐杖助行或由他人搀扶。

(1)放松锻炼：放松和深呼吸锻炼有助于缓解帕金森病患者心理紧张，减轻在公共场所行动不便、动作缓慢及肢体震颤等症状。

(2)关节运动范围训练：力求每个关节的活动都要到位，注意避免过度的牵拉及出现疼痛。

(3)平衡训练：加强姿势反射、平衡、运动转移和旋转运动的训练。双足分开站立，向前后左右移动重心，跨步运动并保持平衡；躯干和骨盆左右旋转，并使上肢随之进行大的摆动；重复投扔和拣回物体；运动变换训练包括床上翻身、上下床、从坐到站、从床到椅的转换等。

(4)步态训练：关键在于抬高脚尖和跨大步距。患者两眼平视，身体站直，两上肢的协调摆动和下肢起步合拍，跨步要尽量慢而大，两脚分开，两上肢在行走时做前后摆动，同时还要进行转弯和跨越障碍物训练。转弯时要有较大的弧度，避免一只脚与另一只脚交叉。

4. 定期随诊 遵医嘱定期复诊，当患者出现发热、吞咽困难或运动障碍、精神智能障碍加重时应及时就诊。

第三节　痴呆病（血管性痴呆、阿尔茨海默病、混合性痴呆）中医护理规范

一、中西医病名和常见证候要点

（一）中医病名：痴呆病

痴呆病是指以记忆力减退，记忆近事及远事的能力减弱，判定认知人物、物品、时间、地点能力减退，计算力与识别空间位置结构的能力减退，理解力减退等为主症的疾病。伴性情孤僻，表情淡漠，言语重复，自私狭隘，顽固固执，重者道德伦理观念缺乏，不知羞耻，性格改变。

（二）西医病名：血管性痴呆、阿尔茨海默病、混合性痴呆

1. **血管性痴呆**　血管性痴呆主要表现为认知功能明显下降，尤其是自身前后对比，记忆力下降，以及2个以上认知功能障碍，如定向、注意、言语、视空间功能、执行功能、运动控制等，其严重程度已干扰日常生活，并经神经心理学测试证实。

2. **阿尔茨海默病**　阿尔茨海默病主要表现为记忆力减退、其他认知能力减退；认知衰退足以影响社会功能；排除意识障碍、谵妄等导致的上述症状。

3. **混合性痴呆**　阿尔茨海默病与血管性痴呆病理症状同时存在的一种痴呆。

（三）常见证候要点

1. **髓海不足证**　耳鸣耳聋，记忆模糊，失认失算，精神呆滞，发枯齿脱，腰脊酸痛，骨痿无力，步履艰难，举动不灵，反应迟钝，静默寡言。舌质瘦色红，少苔或无苔，多裂纹，脉沉细。

2. **气血亏虚证**　呆滞善忘，倦怠嗜卧，神思恍惚，失认失算，少气懒言，口齿含糊，词不达意，心悸失眠，多梦易惊，神疲乏力，面唇无华，爪甲苍白，纳呆食少，大便溏薄。舌质淡胖边有齿痕，脉细弱。

3. **痰浊蒙窍证**　终日无语，表情呆钝，智力衰退，口多涎沫，头重如裹，纳呆呕恶，脘腹胀痛，痞满不适，哭笑无常，喃喃自语，呆若木鸡。舌质胖大有齿痕，苔腻，脉滑。

4. **瘀血内阻证**　言语不利，善忘，易惊恐，或思维异常，行为古怪，表情迟钝，肌肤甲错，面色黧黑，唇甲紫暗，双目暗晦，口干不欲饮。舌质暗，或有瘀点、瘀斑，脉细涩。

5. **心肝火旺证**　急躁易怒，善忘，判断错误，言行颠倒，眩晕头痛，面红目赤，心烦不寐，多疑善虑，心悸不安，咽干口燥，口臭口疮，尿赤便干。舌质红，苔黄，脉弦数。

二、护理方案

（一）专科护理评估

1. 记忆力障碍发生的时间、程度、诱发因素、伴发症状。

2. 认知功能障碍发生的时间、程度、诱发因素、伴发症状及应用简易精神状态检查量表

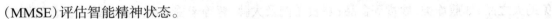

（MMSE）评估智能精神状态。

3. 情感障碍发生的时间、程度、诱发因素、伴发症状。

4. 语言功能障碍发生的时间、程度、诱发因素、伴发症状。

（二）常见症状施护

1. 反应迟钝、呆滞善忘

（1）观察患者的生命体征、意识、肢体活动、语言表达等。

（2）评估患者的心理社会状况、记忆力、定向力、判断力、计算力、理解力。

（3）穴位注射：遵医嘱取足三里穴或三阴交穴，根据证型辨证选择黄芪注射液、生脉注射液。

（4）开天门（穴位按摩）：遵医嘱运用推拿手法，作用于头面部上星、印堂、头维、攒竹、百会、太阳、风池等穴位，睡前 1 次。

（5）中药熏洗：遵医嘱使用智能型中药熏蒸汽自控治疗仪，根据中医辨证论治选用不同方剂，加水适量后包煎，熏洗全身，每日 1 次。

2. 情志异常

（1）观察患者的情志状态及变化，生活方式及休息、排泄等情况。

（2）精神兴奋者，采用疏导疗法，避免不良刺激；精神抑郁者，应在疏导的同时，重点诱导发泄，必要时可给予适当的精神刺激。

（3）穴位贴敷：遵医嘱取膻中、中脘、气海、血海、足三里、外关等穴进行中药药膏贴敷。

（4）中药药氧吸入疗法：遵医嘱将以中药石菖蒲、人工牛黄、丹参、桃仁等为主要成分的复方菖蒲液加入湿化瓶中，予 2L/min 流量给氧，每次 2 小时，每日 1 次。

（三）给药护理

1. 中药与西药的服药时间应间隔 1 小时左右。

2. 中药一般温服，心肝火旺证患者中药宜凉服。

3. 避免错服、漏服、拒服，注意观察药物作用及不良反应。

4. 口服药片除去包装壳，以防止患者误吞服而发生意外。

5. 吞咽困难者，予鼻饲给药。

（四）饮食护理

1. 基本原则 宜少食糖及高胆固醇食品，多吃含维生素的食物及动物脑髓，吞咽困难者，宜半流质饮食，必要时予留置胃管鼻饲饮食。

2. 辨证施膳

（1）髓海不足证：饮食宜富于营养，可多食补肾生精的滋补之品，如黑芝麻、黑豆、枸杞子、桑椹、牛奶、龟肉、海参等，忌食煎炸及辛辣烟酒。

（2）气血亏虚证：饮食宜选用益气生血之品，如胡萝卜、菠菜、花生、大枣、龙眼肉、鸡蛋、羊肉等。

（3）痰浊蒙窍证：饮食宜偏温性之品，如南瓜、小油菜、糯米粥等，忌食生冷，以防助湿生痰。

（4）瘀血内阻证：饮食宜活血通络之品，应少量多餐；可多进食黑大豆、藕、香菇等；少食生冷瓜果，忌海虾、海蟹及糯米甜食、过咸食品等。

（5）心肝火旺证：饮食宜甘凉，以米、面、玉米为主，可选食绿豆汤、荷叶汤、莲子汤等，避免助火之品,如煎炸类、炒货等食品;忌食羊肉及大蒜、葱等辛香走窜之品。鼓励多食新鲜的蔬菜、水果。

(五) 健康教育

1. 生活起居　保持病室环境安静,室温宜偏暖。生活起居有序,注意劳逸结合,切勿过劳或纵欲过度。

2. 情志护理

(1)掌握患者的心态,用良好的语言、表情和行为去影响患者,建立相互信任的护患关系。

(2)鼓励家属多关心体贴患者,多与患者沟通,多陪伴,多开导,注意维护其自尊,不嫌弃痴呆患者。

3. 康复指导　包括安全指导及脑力锻炼。

(1)安全指导:①给患者佩戴手腕带,行动不便者,防跌倒;②对于中度痴呆患者,应严加照看,外出活动由陪护人员跟随,防走失;③重度痴呆患者由专人24小时照顾,防止意外的发生,情绪不稳者经知情同意后用保护带暂时约束或床栏保护,并定时观察,以防坠床、跌倒等意外发生。

(2)脑力锻炼:①多动脑筋,经常观察和思考,保持事业心和创造力。如多写文章,多听音乐,学会养花草、种蔬果、看报纸等。②积极参加各种形式的社会活动、朋友聚会、文娱欣赏、旅游以及体育运动,这些活动都有助于大脑的锻炼和增加生活的情趣。③康复智能训练:一旦患者被确诊为痴呆,在积极治疗的同时,应尽早全面进行康复训练,即认知功能训练与肢体功能训练,认知功能训练包括记忆力训练、注意力和集中力训练、视觉障碍训练、语言功能训练、作业训练、睡眠训练等。

4. 定期随诊　遵医嘱定时复诊,若出现认知功能明显下降,记忆力下降,情绪有改变时应及时就医。

［附］简易精神状态评价工具

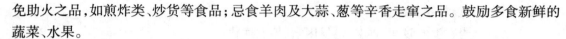

临床上,常用简易精神状态检查量表(mini mental status examination,MMSE)来对痴呆患者认知功能障碍进行评估表2-4。

表2-4　简易精神状态检查量表

项目		积分					
定向力 (10分)	1. 今年是哪一年?					1	0
	现在是什么季节?					1	0
	现在是几月份?					1	0
	今天是几号?					1	0
	今天是星期几?					1	0
	2. 你住在哪个省?					1	0
	你住在哪个县(区)?					1	0
	你住在哪个乡(街道)?					1	0
	咱们现在在哪个医院?					1	0
	咱们现在在第几层楼?					1	0

续表

项目		积分					
记忆力 (3分)	3. 告诉你三种东西,我说完后,请你重复一遍并记住,待会还会问你(各1分,共3分)			3	2	1	0
注意力和计算力 (5分)	4. 100-7=？连续减5次(93、86、79、72、65。各1分,共5分。若答错了,但下一个答案正确,只记一次错误)	5	4	3	2	1	0
回忆能力 (3分)	5. 现在请你说出我刚才告诉你让你记住的那些东西。			3	2	1	0
语言能力 (9分)	6. 命名能力 出示手表,问:这个是什么东西? 出示钢笔,问:这个是什么东西?					1 1	0 0
	7. 复述能力 我现在说一句话,请跟我清楚地重复一遍:四十四只石狮子。					1	0
	8. 阅读能力 (闭上你的眼睛)请你念一念这句话,并按上面的意思去做。					1	0
	9. 三步命令 我给您一张纸请您按我说的去做,现在开始:"用右手拿着这张纸,用两只手将它对折起来,放在您的左腿上。" (每个动作1分,共3分)			3	2	1	0
	10. 书写能力 要求受试者自己写一句完整的句子。					1	0
	11. 结构能力 (出示图案)请你照上面的图案画下来。					1	0

注:总分30分,分界值与受教育程度有关。文盲(未受教育)组≤17分,小学(受教育年限≤6年)组20分,中学或以上(受教育年限>6年)组≤24分,为有认知功能缺陷。13~23分为轻度痴呆,5~12分为中度痴呆,<5分为重度痴呆。

第四节 眩晕(后循环缺血、良性阵发性位置性眩晕) 中医护理规范

一、中西医病名和常见证候要点

(一) 中医病名:眩晕

眩晕是因风阳上扰、痰瘀内阻,使脑窍失养、脑髓不充所致。以头晕目眩、视物旋转为

主要临床表现,或伴有恶心呕吐、眼球震颤、耳鸣耳聋等。病位在头窍,与肝、脾、肾密切相关。

(二)西医病名:包括后循环缺血、良性阵发性位置性眩晕

后循环缺血是指后循环的颈动脉系统短暂性缺血发作(TIA)和脑梗死。良性阵发性位置性眩晕是指头部迅速运动至某一特定头位时出现的短暂阵发性发作的眩晕和眼震,是一种具有自限性的周围性前庭疾病。凡后循环缺血,动脉硬化症,内耳性眩晕如梅尼埃病、迷路炎、位置性眩晕,神经官能症等以眩晕为主要表现者,均属本病证范围。

(三)常见证候要点

1. **风痰上扰证**　眩晕有旋转感或摇晃感、漂浮感,头重如裹,伴有恶心呕吐或恶心欲呕、呕吐痰涎,食少便溏,舌苔白或白腻,脉弦滑。

2. **阴虚阳亢证**　头晕目涩,心烦失眠,多梦,面赤,耳鸣,盗汗,手足心热,口干,舌红少苔,脉细数或弦细。

3. **肝火上炎证**　头晕且痛,其势较剧,目赤口苦,胸胁胀痛,烦躁易怒,寐少多梦,小便黄,大便干结,舌红苔黄,脉弦数。

4. **痰瘀阻窍证**　眩晕而头重昏蒙,伴胸闷恶心,肢体麻木或刺痛,唇甲发绀,肌肤甲错,或皮肤如蚁行状,或头痛,舌质暗有瘀斑,苔薄白,脉滑或涩。

5. **气血亏虚证**　头晕目眩,动则加剧,遇劳则发,面色㿠白,爪甲不荣,神疲乏力,心悸少寐,纳差食少,便溏,舌淡苔薄白,脉细弱。

6. **肾精不足证**　眩晕久发不已,听力减退,耳鸣,少寐健忘,神倦乏力,腰酸膝软,舌红,苔薄,脉弦细。

二、护理方案

(一)专科护理评估

(1)头晕目眩发作的时间、程度、诱发因素、伴发症状。

(2)恶心呕吐与体位、进食、药物、运动、情绪的关系,呕吐的量、性质、持续时间、频率。

(3)观察是否同时伴有其他症状,如眼症(黑矇、闪光、视物变形、复视等)、内耳疼痛、肢体麻木或无力、猝倒、昏厥等,或眼球震颤、耳鸣耳聋、汗出、面色苍白等。

(二)常见症状施护

1. **眩晕**

(1)眩晕发作时应卧床休息,改变体位时动作应缓慢,防止跌倒,避免深低头、旋转等动作。保持环境安静,避免声光刺激。

(2)观察眩晕发作的次数、持续时间、伴随症状等。

(3)进行血压监测并做好记录。

(4)中药药氧吸入疗法:遵医嘱将以中药石菖蒲、人工牛黄、丹参、桃仁等为主要成分的复方菖蒲液加入湿化瓶中,予2L/min流量给氧,每次2小时,每日1次。

(5)穴位贴敷:遵医嘱辨证施治调配药膏贴于穴位,用脱敏胶布固定,可选择太阳、风池、颈夹脊穴等,每次贴药时间为3~6小时,每日1次,6日为1个疗程。

(6) 耳穴贴压(耳穴埋豆)：遵医嘱取神门、肝、心、皮质下等耳穴,肝火上炎伴血压升高者可加降压沟、肝阳等穴。

(7) 开天门(穴位按摩)：遵医嘱运用推拿手法,作用于头面部上星、印堂、头维、攒竹、百会、太阳、风池等穴位,睡前 1 次。

2. 恶心呕吐

(1) 急性发作呕吐剧烈者暂禁食,呕吐停止后可给予流质或半流质易消化饮食。

(2) 出现恶心呕吐时应及时清理呕吐物,指导患者采取正确体位,以防止发生窒息,可按揉双侧内关、合谷、足三里等穴止吐。

(3) 呕吐甚者,中药宜少量多次频服,并可在服药前口含鲜生姜片,或服少量姜汁。

(4) 呕吐停止后协助患者用温开水或淡盐水漱口以保持口腔清洁。

(5) 饮食宜细软、温热、素食,忌食生冷、肥甘、甜腻生痰之品,如生姜枇杷叶粥或生姜陈皮饮。

(6) 艾灸：遵医嘱取百会、尺泽、风池、足三里、合谷等穴位。

3. 肢体麻木

(1) 评估肢体麻木范围、性质、程度及与体位的关系。

(2) 指导患者主动活动麻木肢体,可用梅花针或指尖叩击、拍打按摩麻木部位,减轻或缓解症状。

(3) 注意肢体保暖。

(4) 遵医嘱给予中药熏洗、电针、刮痧等治疗患肢,避免烫伤或意外损伤。

(5) 穴位按摩：遵医嘱双下肢取足三里、阳陵泉、三阴交、涌泉穴等穴。

4. 耳聋耳鸣

(1) 评估患者耳聋的程度以及有无眩晕等伴随症状。

(2) 保持环境安静,避免噪声刺激。禁用耳塞,嘱患者勿用力挖耳,避免污水入耳。

(3) 耳穴贴压(耳穴埋豆)：遵医嘱取肾、内耳、皮质下、肾上腺等耳穴,肝火上炎者加肝穴。

(4) 穴位按摩：遵医嘱取听会、听宫、合谷、耳门、翳风等穴。

(5) 刮痧：遵医嘱取风池、翳风、听宫,耳门等穴;背部取大杼、风门、肺俞等穴。

(三) 给药护理

1. 中药汤剂宜温服,服药后宜静卧休息,闭目养神,使药物起效,观察药后效果及反应。

2. 眩晕发作定时者,中药可于发作前 1 小时服用,有助于减轻症状。

3. 眩晕伴呕吐者可将药液浓缩,或姜汁滴舌后服用,采用少量频服、热服。

(四) 饮食护理

1. 基本原则　指导患者选择清淡易消化、低脂低盐饮食,以少食多餐为原则。宜多食蔬菜、水果、豆类,忌辛辣肥腻之品,戒烟限酒,肥胖者适当控制饮食。

2. 辨证施膳

(1) 风痰上扰证：饮食以清热化痰润燥为主,宜食萝卜、绿豆、丝瓜、冬瓜、梨等,忌食羊肉、辣椒、韭菜、巧克力、乳酪等食品,以免助热生痰。

(2) 阴虚阳亢证：饮食宜清淡和富于营养、低盐,多吃新鲜蔬菜水果,如芹菜、萝卜、海带、雪梨等,忌食辛辣之品、动物内脏等,忌烟酒。可配合菊花泡水代茶饮。

(3)肝火上炎证:宜食清肝泻火的食品,如绿豆、冬瓜、梨、菊花叶、芹菜等。食疗方:芹菜瘦肉粥。

(4)痰瘀阻窍证:宜食清淡化痰之品,忌食肥甘厚腻、生冷荤腥。素体肥胖者适当控制饮食,高血压患者饮食不宜过饱,急性发作呕吐剧烈者暂时禁食,呕吐停止后可给予半流质饮食。指导患者食用薏苡仁、冬瓜、赤小豆等清热利湿之品。

(5)气血亏虚证:饮食以开胃健脾、益气养血、营养丰富、易消化及血肉有情之品为主,如蛋类、瘦肉、猪血、黑芝麻、大枣、山药、黄芪粥、党参粥、薏米粥、莲子红枣粥等。宜少量多餐,忌烟酒咖啡、辛辣及生冷食物。

(6)肾精不足证:饮食宜多吃补肾填精之品,如胡桃、黑芝麻、黑豆、百合、猪肾等。偏阴虚者,多食甲鱼、海参、蜂蜜、银耳等补益肾精、滋阴润燥,忌食海腥、羊肉等。偏阳虚者,多食羊肉、胡桃仁等补肾助阳,忌生冷。

(五)健康教育

1. 生活起居

(1)病室保持安静、舒适、空气新鲜,光线不宜过强。

(2)眩晕轻者可适当休息,不宜过度疲劳。眩晕急性发作时,应卧床休息,闭目养神,减少头部晃动,切勿摇动床架,症状缓解后方可下床活动,动作宜缓慢,防止跌倒。

(3)经常反复发作者,外出不宜乘坐高速车、船,避免登高或高空作业,以免发生危险。为避免强光刺激,外出时宜佩戴变色眼镜。

(4)注意劳逸结合,忌劳累过度,保持心情舒畅。指导患者戒烟酒。

2. 情志护理

(1)多与患者沟通,了解其心理状态,进行有针对性的指导。

(2)肝阳上亢情绪易激动者,讲明情绪激动对疾病的不良影响,指导患者学会自我情绪控制。指导患者掌握自我调控的方法,如躲避法、转移法、释放法等。

(3)眩晕较重,心烦焦虑者,减少探视人群,给患者提供安静的休养空间,鼓励患者听舒缓音乐,分散心烦焦虑感。

(4)多向患者介绍有关疾病知识及治疗成功经验,增强患者信心,鼓励患者积极面对疾病。

3. 功能锻炼　指导患者病情缓解后坚持适当体育锻炼,增强体质。如散步、打太极拳等。

4. 定期随诊　遵医嘱按时服药,定期门诊复诊,定期测量血压等。若出现头晕、恶心、血压升高、耳鸣等不适时及时就医。

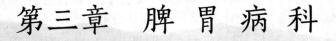

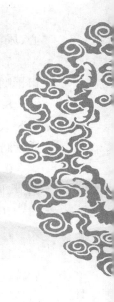

第三章 脾胃病科

第一节 胃脘痛／胃痞（慢性胃炎）中医护理规范

一、中西医病名和常见证候要点

（一）中医病名：胃脘痛／胃痞

胃脘痛是指以上腹部近心窝处疼痛为主症的病证，病位在胃脘。《素问·六元正纪大论》曰："木郁之发……故民病胃脘当心而痛。"胃痞是指以自觉心下痞塞，触之无形，按之柔软，压之不痛为主要症状的病证。

（二）西医病名：慢性胃炎

慢性胃炎常见上腹部疼痛，腹胀，早饱，食欲减低，饮食减少，或伴有烧心、反酸等，症状缺乏特异性，确诊需依赖于胃镜检查及胃镜下病理组织活检。

（三）常见证候要点

1. **寒邪客胃证** 胃脘痛暴作，恶寒喜暖，得温痛减，遇寒加重，口不干渴，或喜热饮，恶心欲呕，泛吐清涎，恶风寒，舌质淡白，苔薄白腻，脉弦。

2. **饮食滞胃证** 饮食过饱、过杂，脘腹饱胀或疼痛，嗳腐吞酸，厌食，恶心欲吐，吐后症轻，大便不爽，矢气臭，舌质红，苔厚腻或白或黄，脉滑。

3. **肝气犯胃证（或肝胃不和证）** 胃脘胀满，攻撑作痛，脘痛连胁，每因情志因素而诱发，嗳气频繁，或恶心呕吐，大便不畅，不思饮食，精神抑郁，喜太息，舌淡红，苔薄白，脉弦滑。

4. **肝郁脾虚证** 胃脘疼痛，牵连两胁，乏力，食欲减少，食后腹胀，嗳气吞酸，烦躁易怒，情志忧郁，舌淡红、苔薄白，脉弦细。

5. **肝胃郁热证** 胃脘灼痛，痛势急迫，烦躁易怒，反酸嘈杂，口干口苦，舌红苔黄，脉弦数。

6. **脾胃湿热证** 胃脘胀痛，灼热嘈杂，时反酸，口干口苦，口气重，头重身倦，纳呆，恶心,尿黄,大便不畅,舌红,苔黄厚腻,脉滑数。

7. **寒热错杂证**　胃脘痞满或疼痛、嘈杂,恶心欲呕,不耐寒亦不耐热性饮食,形寒畏冷,口干咽痛,舌稍红,苔薄白腻或薄黄腻,脉细缓。

8. **瘀血阻滞证**　胃脘疼痛,如针刺、刀割,痛有定处,按之痛甚,食后加剧,入夜尤甚,病程长久,胃脘痛反复发作而不愈,面色晦暗无华,女子月经延期,色暗,或并见吐血、黑便,舌质紫暗或有瘀斑,脉涩。

9. **脾胃气虚证**　胃脘隐痛,饥饿或劳累后明显,乏力,胃脘饱胀,纳呆,腹满肠鸣,大便溏泄,面色无华,舌淡胖,质嫩,苔薄白或无苔,脉沉细弱。

10. **脾虚气滞证**　胃脘胀痛,纳少,便溏不爽,肠鸣矢气,神疲乏力,舌淡白,苔薄白腻或无苔,脉弱。

11. **脾胃虚寒证**　胃脘隐痛,绵绵不休,喜温喜按,空腹或受凉疼痛加剧,得饮食或温熨后减轻,面色无华,泛吐清水,神疲纳差,四肢倦怠、不温,大便溏薄,舌淡胖,边有齿痕,苔薄白,脉沉细无力。

12. **脾肾阳虚证**　胃脘疼痛或胀闷,喜温喜按,病程日久,形寒肢冷,面色无华,泛吐清水,恶心,神疲纳差,腰膝酸软,大便溏薄,舌淡嫩,边有齿痕,苔薄白润,脉沉迟无力。

13. **胃阴不足证**　胃脘隐痛或灼痛,嘈杂,似饥而不欲饮食,口燥咽干不欲饮,大便干结,舌体瘦,质红,少苔或无苔,脉细数。

14. **气阴两虚,瘀毒内阻证**　胃脘胀满或痞塞或顶胀或隐痛,嗳气,纳呆,乏力,或口干,舌体瘦,质暗,少苔或无苔,脉细弱。

二、护理方案

(一)专科护理评估

1. 腹痛的部位、性质、时间、程度、疼痛有无规律及与饮食的关系。

2. 饮食、生活习惯及既往史。

(二)常见症状施护

1. **胃脘疼痛**

(1)观察疼痛的部位、性质、程度、持续时间、诱发因素及伴随症状;出现疼痛加剧,伴呕吐、寒热,或出现厥脱先兆症状时应立即报告,采取应急处理措施。

(2)急性发作时宜卧床休息,给予精神安慰,伴有呕吐或便血时立即报告医师,指导患者暂禁饮食,避免活动及精神紧张。

(3)根据证型,指导患者进行饮食调护,忌食辛辣、肥甘、煎炸之品,戒烟酒。

(4)调摄情志,指导患者采用有效的情志转移方法,如深呼吸、全身肌肉放松、听音乐等。

(5)穴位贴敷:遵医嘱予脾胃虚寒、脾肾阳虚证以温中散寒类中药药膏贴敷胃脘或脐部;肝胃郁热证以清胃泻肝类中药药膏贴敷胃脘或脐部。

(6)耳穴贴压(耳穴埋豆):遵医嘱选择脾、胃、交感、神门、肝、胆、内分泌等耳穴。

(7)中药药熨:寒邪犯胃证遵医嘱予温经散寒类中药热熨胃脘部。

(8)拔罐:遵医嘱选背部腧穴为留罐部位。

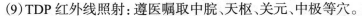

(9)TDP 红外线照射：遵医嘱取中脘、天枢、关元、中极等穴。

2. 胃脘胀满

(1)观察胀满的部位、性质、程度、时间、诱发因素及伴随症状。

(2)鼓励患者饭后适当运动，保持大便通畅。

(3)根据食滞轻重控制饮食，避免进食过饱。

(4)保持心情舒畅，避免郁怒、悲伤等情志刺激。

(5)穴位注射：遵医嘱选择双侧足三里、曲池、脾俞等穴。

(6)腹部按摩：遵医嘱取中脘、内关、足三里、肝俞、期门、太冲等穴；按顺时针方向按摩，每次 15~20 分钟，每日 2~3 次。

3. 嗳气、反酸

(1)观察嗳气、反酸的频率、程度、伴随症状及与饮食的关系。

(2)指导患者饭后不宜立即平卧，发作时宜取坐位，可饮用温开水；若空腹时出现症状，应立即进食以缓解不适。

(3)忌生冷饮食，少食甜、酸之品，戒烟酒。

(4)指导患者慎起居，适寒温，畅情志，避免恼怒、抑郁。

(5)穴位按摩：遵医嘱取足三里、合谷、天突、中脘、内关等穴。

(6)艾灸：遵医嘱取肝俞、胃俞、足三里、中脘、神阙等穴。

(7)穴位贴敷：遵医嘱取中脘、内关、足三里、合谷、胃俞、膈俞等穴。

4. 纳呆

(1)观察患者饮食状况、口腔气味、口中感觉、伴随症状及舌质和舌苔的变化，保持口腔清洁。

(2)定期测量体重，监测有关营养指标的变化，并做好记录。

(3)指导患者少食多餐，宜进高热量、高优质蛋白、高维生素、易消化的饮食，忌肥甘厚味、煎炸之品。

(4)穴位按摩：遵医嘱取足三里、内关、丰隆、合谷、中脘、阳陵泉等穴；功效：疏通瘀滞、和胃止痛；适应证：瘀血阻滞证、脾胃虚寒证患者。

（三）给药护理

1. 寒性胃痛者，中药汤剂宜热服；热性胃痛者，宜温凉服。

2. 健胃药、制酸药宜饭前服，消导药宜饭后服。

3. 胃阴亏虚者，中药汤剂宜久煎、温服、少量频服。

4. 服药后观察反应和效果，并做相应记录。

5. **慎用药物** 慎用损伤胃黏膜的药物，如非甾体抗炎药（nonsteroidal anti-inflammatory drug，NSAID）、肾上腺皮质激素、抗凝药物、溶栓药物等。如必须使用上述药物，尽量使用肠溶剂型或以小剂量间断应用，并可同时使用抗酸剂、黏膜保护剂。长期服用非甾体抗炎药患者，宜选用副作用小的选择性环氧合酶-2（cyclooxygenase-2，COX-2）抑制剂。

（四）饮食护理

1. **基本原则** 饮食以质软、少渣、易消化、定时进食、少量多餐为原则；宜细嚼慢咽，以减少对胃黏膜的刺激；忌食辛辣、肥甘、过咸、过酸、生冷之品；戒烟酒、浓茶、咖啡。

2. 辨证施膳

(1)寒邪客胃证:宜食温胃散寒,理气止痛的食物,如陈皮、胡椒、生姜、猪肚等。亦可内服生姜糖水或生姜胡辣汤以驱寒散邪止痛。食疗方:胡椒猪肚汤等。

(2)饮食滞胃证:宜食消食导滞、理气止痛的食物,如山楂、神曲、陈皮、鸡内金、萝卜等,食疗方:曲末粥等。

(3)肝气犯胃证:饮食宜温和清淡,少食肥甘厚味,忌烟酒等刺激食品,多进食行气开胃和疏肝理气的食物,可服用佛手菊花饮、合欢茶;多食大蒜、韭菜等行气之品;胃痛时可给予沉香粉、延胡索粉各1g止痛,可食香橼、佛手、山楂、桃仁、山药、萝卜、生姜等;忌食壅阻气机的食物,如豆类、红薯、南瓜等。食疗方:金橘山药粟米粥等。

(4)肝郁脾虚证:宜食疏肝解郁,健脾益气的食物,如佛手、菊花、怀山药、龙眼肉、扁豆等;食疗方:佛手粥等。

(5)肝胃郁热证:饮食以疏肝清热、略带凉性为原则,宜食栀子、杏仁、薏苡仁、莲子、菊花等,不可过热,可饮水果汁,多进水果、莲子汤、八宝粥等保持大便通畅,便秘者可饮蜂蜜或麻仁丸;忌食煎炸类、辛燥刺激性食品。食疗方:菊花饮、双鱼汤(含花胶和鱼腥草)、绿豆汤、荷叶粥等。

(6)脾胃湿热证:宜食清热健脾祛湿的食物,如荸荠、百合、马齿苋、赤小豆等;可适当进食苦、寒、凉性食品以助清热,食疗方:赤豆粥、山药粥、苡米粥、绿豆汤、荷叶粥、苦瓜汤等。

(7)寒热错杂证:饮食以寒热并用、和中消痞为原则,宜进食猪肚、人参、生姜、陈皮等;食疗方:人参瘦肉汤等。

(8)瘀血阻滞证:宜食行气活血祛瘀之品,如桃仁、山楂、大枣、赤小豆、生姜等;忌粗糙、坚硬、油炸、厚味之品,忌食生冷性寒之物;食疗方:大枣赤豆莲藕粥等。

(9)脾胃气虚证:宜食补中健胃的食物,如鸡蛋、瘦猪肉、羊肉、大枣、龙眼肉、白扁豆、山药、茯苓;食疗方:莲子山药粥等。

(10)脾虚气滞证:宜食健脾行气的食物,如黄芪、怀山药、陈皮、龙眼肉、大枣等;食疗方:桂圆红枣粥等。

(11)脾胃虚寒证:宜食温中健脾、补中益气的食物,如猪肚、鱼肉、羊肉、鸡肉、龙眼肉、大枣、莲子、生姜等;在烹调方法上应以蒸、煮、煲为主,不宜煎炸、烟熏、腊腌、生拌等;食疗方:桂圆糯米粥等。

(12)脾肾阳虚证:宜进食牛奶粥等。

(13)胃阴不足证:宜进食健脾和胃的食物,如蛋类、莲子、山药、白扁豆、百合、大枣、薏苡仁、枸杞子等;忌油炸食物、羊肉、狗肉、酒类等助火之品;食疗方:山药百合大枣粥、山药枸杞薏米粥、猴头菇煲瘦肉汤等。

(14)气阴两虚,瘀毒内阻:宜食益气养阴,清热祛瘀的食品,如沙参、玉竹、麦冬、黄芪、桃仁等;食疗方:麦冬粥等。

(五)健康指导

1. 生活起居

(1)病室保持安静、舒适、空气新鲜,光线不宜过强。

（2）虚证、寒证者,如寒邪犯胃证、脾胃虚寒证者,室温宜偏高,注意保暖,防止外感风邪。

（3）生活规律,劳逸结合,适当运动,保证睡眠,急性发作时宜卧床休息。

（4）指导患者养成良好的饮食卫生习惯,制定推荐食谱,定时进餐,勿过饥过饱、过冷过热,少吃生冷、油腻、辛辣、煎炸之物,戒烟酒。

2. 情志调理

（1）多与患者沟通,了解其心理状态,鼓励家属多陪伴。

（2）针对患者忧思恼怒、恐惧紧张等不良情志,指导患者采用移情相制疗法,转移其注意力,淡化或消除不良情绪。

（3）指导患者和家属掌握控制疼痛的简单方法,减轻身体痛苦和精神压力。

3. 定期复诊　定时复诊,若中年以上患者反复发作日久,迁延不愈,应遵医嘱按时检查,以防癌变。

第二节　胃疡(消化性溃疡)中医护理规范

一、中西医病名和常见证候要点

(一) 中医病名:胃疡

胃疡是指因情志郁怒,饮食不节,或因外邪侵扰,药物刺激等,使脾胃失健、胃络受损而出现溃疡,以经常性胃脘疼痛为主要表现的内疡类疾病。

(二) 西医病名:消化性溃疡

消化性溃疡主要指发生在胃和十二指肠的慢性溃疡,即胃溃疡和十二指肠溃疡。

(三) 常见证候要点

1. 肝胃郁热证

主症:胃脘灼痛或胀痛,痛连两胁,每因情志因素诱发或加重。

次症:烦躁易怒,反酸嘈杂,嗳气,口干口苦、便秘。

舌象:舌红苔黄。

脉象:弦或数。

2. 胃湿热证

主症:胃脘疼痛或胀痛,顶胀两胁,平素饮酒食辣、嗜油腻厚味。

次症:口干、口苦、口臭,不欲饮,尿黄,大便不爽。

舌象:舌红,苔黄厚腻。

脉象:脉滑数。

3. 瘀阻胃络证

主症:胃脘刺痛,或如刀割,痛有定处,按之痛甚,食后加剧,入夜尤甚。

次症:病程日久,或反复发作,面色晦暗。

舌象:舌质紫暗或两侧瘀斑、瘀点。

脉象:脉涩。

4. 脾胃气虚证

主症:胃脘隐痛,食后、饥饿或劳累后明显。

次症:乏力,胃脘饱胀,纳呆,或大便溏泄,或大便秘结难解,面色无华。

舌象:舌淡胖,质嫩,苔薄白或无苔。

脉象:细弱。

5. 脾虚湿热证

主症:胃脘隐痛,饥饿或劳累后明显,身体困重。

次症:乏力,胃脘饱胀,纳呆,或大便溏泄,口干不欲饮,面色无华。

舌象:舌红胖边有齿痕,苔黄厚腻。

脉象:脉滑数。

6. 肝郁脾虚证

主症:胃脘疼痛,牵连两胁,乏力。

次症:食欲减少,食后腹胀,嗳气吞酸,烦躁易怒,情志忧郁。

舌象:舌淡红、苔薄白。

脉象:弦细。

7. 脾胃虚寒证

主症:胃痛隐隐,绵绵不休,喜温喜按,空腹或受凉疼痛加剧,得饮食或得温减轻。

次症:面色无华,泛吐清水,神疲纳差,四肢不温,大便溏薄。

舌象:舌淡胖,边有齿痕,苔薄白。

脉象:沉细无力。

8. 胃阴亏虚证

主症:胃脘隐痛,或灼痛。

次症:嘈杂,饥不欲食,口干咽燥,大便干结,手足心热。

舌象:舌质红、瘦、少津,少苔或无苔。

脉象:细数。

二、护理方案

(一)专科护理评估

1. 疼痛的部位、性质、程度、持续时间、疼痛有无规律及与饮食的关系。

2. 嗳气、反酸的频率、程度、伴随症状。

3. 呕吐物颜色、气味、性质、量、次数及伴随症状。

(二)常见症状施护

1. 胃脘疼痛

(1)观察疼痛的部位、性质、程度、持续时间、规律及诱发因素。

(2)指导患者生活起居有节,防止胃脘部受凉。

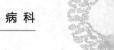

(3)胃脘痛剧或有出血症状时应绝对卧床休息,并立即报告医师,协助处理。

(4)指导患者注意饮食调摄,定时定量、少量多餐,选择细软易消化的食物。

(5)穴位按摩:胃痛发作时,遵医嘱取穴中脘、双侧内关、双侧足三里。

(6)中药热熨:遵医嘱将中药药物"五子散"放入布袋中扎紧,用微波炉加热1~3分钟,至40~45℃后,在胃脘或以脐部为中心,按顺时针方向边温熨边按摩。

(7)耳穴贴压(耳穴埋豆):遵医嘱取胃、肝、神门、皮质下等耳穴。

(8)TDP红外线照射:脾胃虚寒者遵医嘱对胃脘部进行TDP红外线照射治疗,并注意保暖及防烫伤。

2. 嗳气、反酸

(1)观察嗳气、反酸的频率、程度、伴随症状及与饮食的关系。

(2)指导患者发作时宜取坐位,可饮用适量温开水缓解症状。若空腹时出现嗳气、反酸,可进食以缓解不适,并注意饭后不宜立即平卧。

(3)指导患者饮食应避免食用易阻滞气机、易产酸的食物。

(4)指导患者行胃脘部按摩(用掌心自上而下按摩),缓解胃脘部不适。

(5)穴位贴敷或穴位按摩:遵医嘱取足三里、天突、中脘、内关等穴。

3. 纳呆

(1)观察饮食状况、口腔气味、伴随症状及舌质、舌苔的变化,保持口腔清洁。

(2)注意情志调理,让患者保持良好情绪,以增进食欲。

(3)采用食疗方法,予以健脾开胃之食物,如番茄汁、山楂粥等。

(4)耳穴贴压(耳穴埋豆):遵医嘱取脾、胃、肝、小肠、心、交感等耳穴。

(5)穴位按摩:遵医嘱取足三里、内关、丰隆、合谷、中脘等穴。

4. 恶心呕吐

(1)观察和记录呕吐物的颜色、气味、性质、量、次数及伴随症状。出现呕吐剧烈或呕吐物中带咖啡样物或鲜血时,及时报告医师,并配合处理。

(2)协助患者上半身抬高,侧卧位,防止误吸。

(3)呕吐过后可用淡盐水漱口,保持口腔清洁。

(4)艾灸:遵医嘱取中脘、足三里、内关、胃俞等穴。

(5)指导患者学会简易止呕方法,如指压内关、合谷等穴,或舌下含服生姜片以降逆止呕。

(三)给药护理

1. 中药汤剂宜温服或热服。

2. 服药期间应注意情志舒畅,避免烦躁、恼怒,服药后可自行按摩中脘及两胁,以增强药效。

3. 服药后注意观察药物发生作用的时间、疼痛缓解程度及患者的反应。

(四)饮食护理

1. **基本原则**　饮食宜少量多餐,定时定量。避免辛辣刺激性饮食;忌食肥甘厚味;禁忌过食辛、酸及易产酸的食物,忌食易阻滞气机的食物等;忌食寒凉生冷的食物等;忌食坚硬的食物。宜选择细软易消化的食物。

2. 辨证施膳

(1)肝胃郁热证:宜食疏肝清热之品,如冬瓜仁、莲子、薏苡仁、菊花等。食疗方:苡仁莲子粥等。

(2)脾胃湿热证:宜食清利化湿,理气和胃之品,如赤小豆、茯苓、薏苡仁等。食疗方:双鱼汤、白莲酿藕等。

(3)瘀阻胃络证:宜食补气活血,化瘀止痛的食品,如三七、大枣、当归等。食疗方:田七煲鸡汤等。

(4)脾胃气虚证:宜食补中健胃的食品,如鸡肉、泥鳅、大枣、山药。食疗方:大枣山药粥、参苓粥。

(5)脾胃湿热证:宜食清热祛湿,理气和胃的食品,如茯苓、薏苡仁等。食疗方:双鱼汤等。

(6)肝郁脾虚证:宜食疏肝和胃,理气解郁的食品,如佛手、陈皮、萝卜、菊花等。食疗方:佛手养胃粥、萝卜丝饼等。

(7)脾胃虚寒证:宜食温中健脾的食品,如龙眼肉、大枣、生姜、羊肉等。食疗方:姜汁羊肉汤。

(8)胃阴亏虚证:宜食健脾和胃的食品,如蛋类、龟鳖、牛奶、山药、白扁豆、百合等。食疗方:山药百合大枣粥、百合捞莲子等。

(五)健康教育

1. 生活起居

(1)病室安静、整洁,空气清新无异味。

(2)生活规律,劳逸结合。

(3)急性发作时宜卧床休息。

(4)指导患者注意保暖,避免腹部受凉,根据气候变化及时增减衣服。

(5)避免服用止痛药物,尤其是非甾体类抗炎药物,以免掩盖病情及加重对胃黏膜的损害。避免服用对胃肠有刺激的药物,如解热镇痛药、泼尼松等。

(6)观察患者大便颜色、性状、有无出血情况发生。

2. 情志护理

(1)告知患者情绪反应与溃疡的发展及转归密切相关,指导其保持乐观情绪,避免精神紧张,以缓解疼痛。

(2)鼓励患者主动参与社会及文娱活动,通过下棋、看报、听音乐等消除紧张感,还配合性格训练,如精神放松法、呼吸控制训练法、气功松弛法等,减少或防止溃疡的发生。

(3)急性发作期,应有家属陪伴,有针对性地给予心理支持,鼓励患者战胜疾病的信心。

3. 功能锻炼 康复锻炼的目的是让患者恢复体力及日常生活能力。康复期指导患者适当进行康复锻炼,如散步、打太极拳、练习气功等。

4. 定期随诊 遵医嘱定时复诊,若出现上腹疼痛加剧,或出现呕血、黑便等不适时应立即就医。

第三节 血证 - 呕血 / 便血（非静脉曲张性上消化道出血）中医护理规范

一、中西医病名和常见证候要点

（一）中医病名：血证 - 呕血 / 便血

1. **血证** 凡血液不循常道，或上溢于口鼻诸窍，或下泄于前后二阴，或渗出于肌肤，所形成的一类出血性疾患，统称为血证。

2. **呕血** 血由胃来，经呕吐而出，血色红或紫暗，常夹有食物残渣，称为呕血，亦称为吐血。

3. **便血** 胃肠脉络受损，出现血液随大便而下，或大便呈柏油样为主要临床表现的病证。

（二）西医病名：非静脉曲张性上消化道出血

非静脉曲张性上消化道出血系指屈氏韧带以上的消化道非静脉曲张性疾患引起的出血，包括食管、胃、十二指肠以及胰管或胆管的出血，胃空肠吻合术后吻合口附近疾病引起的出血。非静脉曲张性上消化道出血临床常表现为呕吐鲜血或呕吐暗红色血或呕吐咖啡色样胃内容物，和 / 或解黑便，甚者解暗红色或鲜血便，伴乏力、心悸、头昏，甚至晕厥等。常见消化性溃疡或急性胃黏膜病变等引起的上消化道出血。

（三）常见证候要点

1. 出血期

（1）胃热迫血证：突然呕血和 / 或解柏油样便，或解暗红色大便，大便臭秽，胃脘灼热疼痛，口干口苦，口气臭，喜冷饮，尿赤，舌红苔黄，脉滑数。

（2）肝火犯胃证：吐血鲜红或紫暗，量多，来势急迫，口苦目赤，胸胁胀痛，心烦易怒，寐少梦多，或伴黄疸，或见蛛丝赤缕，舌红绛，苔黄，脉弦数。

（3）湿热内盛证：解黑色柏油便或暗红色便或解黑色成形便，气味臭秽，解便不畅，脘腹胀痛，舌红，苔黄厚腻，脉滑数。

（4）阴虚火旺证：吐血、便血反复不已，色红量不多，胃痛隐隐，伴五心烦热，口干欲饮，乏力，消瘦，心烦，失眠多梦，舌红少苔，脉细数。

（5）脾虚不摄证：大便色黑，稀溏，或吐血暗淡，病程缠绵难愈，伴腹胀纳呆，乏力，头昏，心悸，面色无华，舌质淡，苔薄白，脉细弱。

（6）脾胃虚寒证：便血紫暗，甚则黑色，腹部隐痛，喜热饮，面色无华，神倦懒言，便溏，口淡流清涎，畏寒肢冷，舌质淡白，苔薄白腻，脉弱。

（7）气衰血脱证：大量呕血，便血后，出现面色唇甲苍白，眩晕，心悸，烦躁，口干，冷汗淋漓，四肢冷，尿少，神态恍惚或昏迷，舌淡脉细弱。

2. **静止期(胃有余热,气阴不足)**　呕血,便血刚停止,上腹部胀满不适,口干,乏力,头昏,大便色褐或黄。舌稍红少津,苔少,脉沉细。

3. **恢复期(气血亏虚)**　呕血、便血停止,上腹胀满不适,乏力,口干,纳呆,大便色黄。舌淡白,苔薄白,脉沉细。

二、护理方案

(一)专科护理评估

1. 出血的部位、方式、量、颜色、性质及伴随症状。

2. 有无不良生活习惯,有无机械损伤消化道等情况。

3. 饮食习惯、发病经过、病程长短。

(二)常见症状施护

1. **呕血、便血**

(1)安置在抢救室或观察室,避免不必要的搬动和检查,绝对卧床休息,头偏向一侧。

(2)观察出血的部位、色、质、量及出血的诱因和时间。

(3)密切观察患者的神志、面色、四肢温度等情况,定时测量生命体征,记录24小时尿量。如发现患者面色苍白、大汗淋漓、血压下降,立即报告医生,配合抢救。

(4)迅速建立有效静脉通道,为及时输血、输液做好准备。

(5)严格记录出入量、出血量,注意观察患者每日尿量,保证每小时平均尿量大于30ml。

(6)加强生活护理,每日用盐水或遵医嘱予中药液进行口腔护理,便后协助清理,保持肛周皮肤清洁。

(7)呕血或便血后及时清理血污,更换被污染的衣被,减轻患者恐惧的心理。

(8)呕血的患者随时遵医嘱用冰水或冰冻止血中药液进行胃内灌洗;便血者,遵医嘱可用生地黄、地榆等中药煎水代茶冷饮。

(9)胃镜下喷洒生肌散止血:出血中或大量以上,药物难以止血者,遵医嘱予协助胃镜下以生肌散止血,生肌散主要组成:大黄、五倍子、白及、三七。

2. **头昏、心悸**

(1)加强安全护理,绝对卧床,加护床栏,防止坠床。

(2)观察患者心率、心律、血压、呼吸、神色、汗出等变化,并做好记录。

(3)给予低流量吸氧。

(4)耳穴贴压(耳穴埋豆):遵医嘱选择心、交感、神门等耳穴。

3. **乏力**

(1)加强安全护理,绝对卧床,加护床栏,防止坠床。

(2)加强生活护理及基础护理,加强巡视,及时了解患者生活所需,协助患者洗漱、进食等。

(3)病情稳定后,在家属或陪护者的陪同下可适当下床活动,进行体育锻炼,以促进体力恢复。

(4)穴位按摩:遵医嘱选择足三里、神门、皮质下、内关等穴位。

（三）给药护理

1. 中药与西药的服药时间应间隔 1~2 小时。

2. 中药汤剂应根据证型选择温服或偏凉服，服药后观察效果及反应。

3. 伴有呕吐者宜姜汁滴舌后服，并采用少量频服。

4. 尽快补充血容量，立即建立静脉通道，失血量较大时，可输入胶体扩容剂，若需输血者，待配血后立即输血。

5. 止血措施要跟上，静脉滴注止血药应遵医嘱调整滴速，并监测血压、心率等变化。

（四）饮食护理

1. **基本原则**　出血期间应禁食，出血减少或停止后，逐渐进食流质至半流质饮食，食物不应过热，忌辛辣香燥及生硬粗糙之品。

2. **辨证施膳**

(1) 胃热迫血证：宜进食清热泻火、凉血止血之品，如双鱼汤。

(2) 肝火犯胃证：宜进食清肝泻火、和胃止血的食物，如绿豆百合汤、双荷汤等。

(3) 湿热内盛证：宜进食清化湿热、凉血止血的食物，如绿豆汤、荷叶粥等，后期适当进食健脾祛湿的膳食，如山药粥、薏米粥等。

(4) 阴虚火旺证：饮食宜滋阴清热、凉血止血之品，如麦冬粥、沙参煲瘦肉汤等。

(5) 脾虚不摄证：宜进食健脾益气、摄血止血的食物，如党参怀山瘦肉汤、猴头菇煲瘦肉汤。

(6) 脾胃虚寒证：可进食健脾温中、养血止血的食物，如胡椒猪肚汤。

(7) 气衰血脱证：宜进食益气摄血、回阳固脱的食物，如田七煲鸡汤、阿胶等。

（五）健康教育

1. **生活起居**

(1) 起居有常：起居作息要符合自然界阳气消长的规律及人体的生理特点，起卧有时，顺应四时，遵循"春夏养阳，秋冬养阴"的原则。

(2) 慎起居，注意保暖，防寒避暑湿，勿当风受凉。

(3) 劳逸结合：遵循"动静结合、形劳而不倦"的原则。

(4) 衣着宜忌：根据不同季节选择合适的衣着，有利于疾病康复。

2. **情志调理**

(1) 多与患者沟通，掌握其情志动态。

(2) 鼓励家属多陪伴患者。

(3) 正确运用开导法，使患者心境坦然，精神愉快，心情舒畅、气机条达，气血调和，脏腑气血功能旺盛，消除其恐惧和焦虑情绪，积极配合治疗及护理，促使疾病早愈。

(4) 指导患者注意陶冶情操，避免情志过激。

3. **功能锻炼**　病情稳定后，可适当进行体育锻炼，如散步、做保健操、练气功等，但不宜剧烈活动。

4. **定期随诊**　遵医嘱定时复诊，如出现大便色黑、头晕等不适应及时就医。

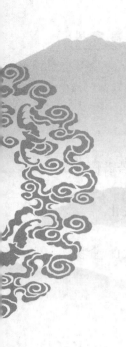

第四章 内分泌科

第一节 消渴病（2 型糖尿病）中医护理规范

一、中西医病名和常见证候要点

（一）中医病名：消渴病

多饮、多食、多尿、形体消瘦，或尿糖增高等表现，是诊断消渴病的主要依据。有的患者"三多"症状不明显，但若中年之后发病，且嗜食膏粱厚味，形体肥胖，以及伴发肺痨、水肿、眩晕、胸痹、中风、雀目、痈疽等病证，应考虑消渴病的可能。

（二）西医病名：2 型糖尿病

糖尿病是由遗传和环境因素相互作用而引起的一组以慢性高血糖为特征的代谢异常综合征。因胰岛素分泌或作用缺陷，或者两者同时存在而引起碳水化合物、蛋白质、脂肪、水和电解质等代谢紊乱。根据《中国 2 型糖尿病防治指南》（2020 年版），具有糖尿病所致的多饮、多食、多尿、体重下降、皮肤瘙痒、视物模糊等急性代谢紊乱表现，加上随机血糖 $\geqslant 11.1$ mmol/L，或加上空腹血糖 $\geqslant 7.0$ mmol/L，或口服葡萄糖耐量试验 2 小时血糖 $\geqslant 11.1$ mmol/L，或加上糖化血红蛋白（HbA_{1c}）$\geqslant 6.5\%$，可诊断为糖尿病。

（三）常见证候要点

1. 主证

（1）湿浊中阻：体型偏胖，易疲劳，便秘，语声重浊有力，纳多，面有光泽，口苦，舌淡有齿痕，苔白腻，脉滑。

（2）痰瘀内阻：体型适中或偏胖，易疲劳，头晕、头痛，胃纳一般，面色晦暗，舌淡暗有齿痕，舌底脉络曲张，脉弦涩。

（3）气阴两虚：体型偏瘦，口干，多饮，乏力，胃纳一般，眠差，面色暗红，舌干红少苔，脉弦细。

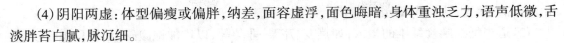

(4)阴阳两虚:体型偏瘦或偏胖,纳差,面容虚浮,面色晦暗,身体重浊乏力,语声低微,舌淡胖苔白腻,脉沉细。

2. 兼证

(1)瘀证:胸闷刺痛,肢体麻木或疼痛,疼痛不移,肌肤甲错,健忘心悸,心烦失眠,或中风偏瘫,或视物模糊,舌质暗,有瘀斑,舌下脉络青紫迂曲,苔薄白,脉弦沉而涩。

(2)痰证:形体肥胖,呕恶,口黏痰多,食油腻则加重,舌体胖大,苔白厚腻,脉滑。

(3)湿证:头重昏蒙,四肢沉重,遇阴雨天加重,倦怠嗜卧,食少纳呆,便溏,舌胖大,边有齿痕,苔腻,脉弦滑。

(4)浊证:腹部肥胖,实验室检查血脂或尿酸升高,或伴脂肪肝,舌胖大,苔腐腻,脉滑。

二、护理方案

(一)专科护理评估

1. 了解既往饮食结构和习惯、家族史。

2. 了解患者病程长短、对疾病的认知程度及生活自理能力。

3. 观察患者神志、视力、血压、皮肤等情况。

4. 监测血糖、糖化血红蛋白等实验室检查的情况。

5. 潜在并发症:

(1)低血糖:密切观察神志、是否有心悸、出汗、饥饿感、虚弱、乏力、肌肉颤抖。

(2)酮症酸中毒:密切观察神志、口渴程度、饮水量、尿量、尿色、气味、生命体征等变化。

(二)常见症状施护

1. 尿量增多

(1)观察排尿次数、尿量及尿色。

(2)嘱患者睡前少饮水。

(3)指导患者进行饮食调理,适当进食芡实、枸杞子等补肾之品,食疗方:芡实瘦肉汤。

(4)耳穴贴压(耳穴埋豆):根据病情需要遵医嘱选择内分泌、心、脾、胰等耳穴,隔日更换1次,双耳交替。

(5)遵医嘱中药泡洗双足。

2. 口干多饮

(1)保持病室空气清新,温、湿度适宜。

(2)观察口干、口渴症状及每日饮水量。

(3)多食生津润燥类食物,如百合、西葫芦等,可选用鲜芦根煎水代茶饮;口含乌梅,饮用菊花玉竹茶、苦丁茶以缓解口干、口渴。食疗方:凉拌黄瓜、蓝莓山药、葛根鱼汤。

(4)耳穴贴压(耳穴埋豆):根据病情需要遵医嘱选择内分泌、心、脾、胰等耳穴,隔日更换1次,双耳交替。

(5)穴位按摩:根据病情需要遵医嘱选择足三里、三阴交、涌泉等穴位。

3. 多食易饥

(1)询问饮食习惯及饮食量。宜选择混合餐,每餐进食种类包含主食、蔬菜、肉蛋类等;

粗细粮合理搭配,少食多餐,细嚼慢咽。

(2)适当增加膳食纤维的摄入,如燕麦、芹菜、韭菜等,以增加饱腹感,延缓食物吸收,稳定血糖。

(3)观察记录身高、体重、腰围、臀围。

(4)耳穴贴压(耳穴埋豆):根据病情需要遵医嘱选择内分泌、心、脾、胰等耳穴,隔日更换1次,双耳交替。

4. 倦怠乏力

(1)起居有时,避免劳累。

(2)进食补中益气类食物,如山药、鱼肉、香菇等。食疗方:乌鸡汤、香菇木耳汤、山药炖排骨。

(3)病情稳定者适量运动,循序渐进。

(4)穴位贴敷或温和灸:遵医嘱取关元、气海、神阙、上脘、中脘、下脘、足三里、三阴交、涌泉穴等穴位。

(5)中药药熨:遵医嘱选用莱菔子、白芥子等中药,加热后(温度60~70℃)热熨双下肢,每次15~20分钟。

(6)遵医嘱中药泡洗双足。

5. 肢体麻木、疼痛、肢冷

(1)进食具有活血化瘀作用的食物,如黄鳝、木耳等。食疗方:洋葱烧黄鳝。

(2)给予足部中药泡洗以祛风通络,活血通脉。

(3)穴位按摩:遵医嘱取双下肢足三里、阳陵泉、三阴交、涌泉等穴位进行按摩。

(4)穴位贴敷:遵医嘱取关元、气海、神阙、上脘、中脘、下脘、足三里、三阴交、涌泉等穴位进行中药贴敷。

(5)耳穴贴压(耳穴埋豆):根据病情需要遵医嘱选择内分泌、心、脾、胰等耳穴,隔日更换1次,双耳交替。

(6)遵医嘱予以中药敷药于麻木疼痛处。

6. 视物模糊

(1)注意视力变化,定期检查眼底,减少阅读、看电视及使用电脑的时间,宜闭目养神,饮用菊花茶或银杞明目汤等。

(2)按摩睛明、四白、丝竹空等穴位以辅助通络明目。

(3)遵医嘱予中药熏蒸眼部以改善症状。

(4)评估跌倒高危因素,落实防跌倒措施。

(5)中药枕:遵医嘱将菊花、决明子、荞麦皮、绿豆皮、葛根碎片、白术等装成药枕,通过药物的发散作用以达到清肝明目之功效。

7. 皮肤瘙痒

(1)指导患者洗澡忌用刺激性强的皂液,洗后皮肤涂抹润肤露,穿棉质内衣,避免搔抓、热水烫洗;修剪指(趾)甲;瘙痒甚者,遵医嘱予以清热燥湿洗剂,如苦参、苍术、黄柏、白花蛇舌草、连翘等煎汤外洗,亦可涂尿素乳膏防止皮肤干燥。

(2)饮食宜清淡,少食辛辣油腻及海鲜之品。

(3)遵医嘱予中药熏蒸以清热燥湿止痒。

(4)遵医嘱予中药湿敷法,适用于阴虚者,以清热燥湿洗剂湿敷瘙痒处。

8. 腰膝酸软

(1)适当食用枸杞子、黑豆等固肾之品。食疗方:韭菜炒虾仁,山药芡实瘦肉饮。

(2)练习八段锦"两手攀足固肾腰"动作。

(3)遵医嘱指导患者按摩腰背部及气海、关元、涌泉。艾灸肾俞、关元、气海、三阴交等穴位。

(4)耳穴贴压(耳穴埋豆):根据病情需要遵医嘱选择内分泌、心、脾、胰等耳穴,隔日更换1次,双耳交替。

(5)中药保留灌肠:遵医嘱按辨证予中药煎成汤液保留灌肠。

(三)给药护理

1. 内服中药　遵医嘱用药,观察用药后反应;中药汤剂根据证型予温服或温凉服;中西药服用时间间隔30分钟以上。

(1)汤剂类:气阴两虚证者宜温凉服;湿浊中阻证、痰瘀内阻证、阴阳两虚证者宜温服。

(2)口服降糖药注意服用时间、方法及不良反应。

2. 注射用药

(1)中成药制剂建议单独使用,如需联合给药,应考虑用药时间间隔或用中性液体过渡。

(2)滴速不宜过快,孕妇及哺乳期患者慎用,有出血倾向者禁用丹红注射液、苦碟子注射液。

(3)用药过程中观察有无不良反应。

(4)采用胰岛素治疗者应做到注射方法、部位正确,观察有无低血糖反应。

(四)饮食护理

1. 基本原则　以低盐、低脂、清淡、易消化、富含维生素和微量元素的食物为宜。

2. 辨证施膳

(1)湿浊中阻证:患者应清淡饮食,定时限量,可选食具有健脾疏肝、去湿化浊功效之品,如茯苓、山药、冬瓜汤、赤小豆等,忌辛辣肥甘生湿的食物及烟酒。可用山药250g煎水代茶,或鲜山药100g,粳米100g,加水1 000~1 500ml,小火熬成粥食用,具有健脾益气之功。中药药膳处方:茯苓30g、白术18g、薏苡仁30g、佩兰10g、生姜3片;肉类(梅花肉、鸡肉、羊肉、鸭肉)100g。

(2)痰瘀内阻证:饮食宜选用具有行气活血、健脾化浊功效的食物,如金针菜、木耳、山楂、川芎鱼头汤等,忌生冷、油腻之品。中药药膳处方:茯苓30g、布渣叶10g、泽泻20g、三七15g、生姜3片;梅花肉或鸡肉100g,或鸡心1只或猪心半只,或鸽子半只带心。

(3)气阴两虚证:饮食宜益气养阴之品,如黄芪粥、山药粥等。忌食辛辣、煎炸等燥热之品。口渴欲饮者,可用沙参、玉竹适量煎水代茶饮,具有养阴生津止渴作用。也可用五指毛桃30g、灵芝15g或太子参20g、黄芪30g煮水代茶饮。中药药膳处方:黄芪30g、人参10g、麦冬20g、五味子5g、生姜3片、梅花肉或鸡肉100g,或鸡心1只或猪心半只,或鸽子半只带心。

(4)阴阳两虚证:饮食宜助阳养阴之品,如兔肉、龙眼肉、杜仲、百合等。忌食生冷、肥腻之品。小便频者,宜食益肾固摄之品,如覆盆子炖猪腰、高粱枸杞子粥等。中药药膳处方:人参 15g、鹿茸 5g、怀山药 30g、菟丝子 15g、生姜 3 片;鸡肉、羊肉或猪腰、猪心、猪肺等。

(五)健康教育

1. 生活起居

(1)环境温、湿度适宜,顺应四时及时增减衣物。

(2)起居有常,戒烟限酒。

(3)保持眼、口腔、会阴、皮肤等部位清洁卫生。

(4)建立较完善的糖尿病教育管理体系,通过糖尿病健康大讲堂,小组式教育或个体化的饮食和运动指导,为患者提供生活方式干预和药物治疗的个体化指导。

2. 情志护理

(1)多与患者沟通,了解其心理状态,增强其与慢性疾病作斗争的信心,保持乐观心态。

(2)鼓励家属理解支持患者,避免不良情绪的影响。

(3)组织形式多样、寓教于乐的病友活动,开展同伴支持教育,介绍成功的病例,鼓励参与社会活动。

(4)应用中医七情归属,了解患者情志状态,指导采用移情易性的方法,分散患者对疾病的注意力,改变其不良习性。

3. 功能锻炼

(1)根据病情选择合适的有氧运动方式,如太极拳、气功、八段锦、五禽戏、散步、快走、慢跑、游泳等;运动项目的选择要与患者的年龄、病情、经济、文化背景及体质相适应。每周进行 2 次轻度或中度阻力性肌肉运动。

(2)运动选择在饭后 1 小时(从进食第一口饭开始计时)左右,运动频率和时间为每周至少 150 分钟,如一周运动 5 天、每次 30 分钟,运动后脉搏宜控制在 170 - 年龄(次 /min)左右,以周身发热、微微出汗、精神愉悦为宜。

(3)血糖>16.7mmol/L、合并糖尿病急性代谢并发症及各种心、肾等器官严重慢性并发症者暂不宜运动。

(4)血糖<5.5mmol/L 运动前需适量补充含糖食物如饼干、面包等。

4. 定期复诊

(1)指导患者定期监测空腹血糖及餐后两小时血糖,并记录。

(2)糖化血红蛋白每 3~6 个月复查。

(3)血脂异常者每月监测一次,如无异常每 6~12 个月监测一次。

(4)体重每 1~3 个月测一次。

(5)全面体检每年一次,尽早防治慢性并发症。

第二节 消渴病肾病(糖尿病肾病)中医护理规范

一、中西医病名和常见证候要点

(一) 中医病名:消渴病肾病

消渴病肾病,指消渴病日久不愈,病渐进入损及脾、肾,对水液宣化输布功能失调,使体内水湿滞留,泛溢肌肤所致。病位在脾、肾。

(二) 西医病名:糖尿病肾病

糖尿病肾病是糖尿病主要的微血管并发症之一,病变主要累及肾脏小血管和肾小球,引起蛋白尿排泄和滤过异常。临床特征为蛋白尿,渐进性肾功能损害、高血压、水肿,晚期出现严重的肾衰竭。

(三) 常见证候要点

1. **气虚证** 神疲乏力,少气懒言,自汗易感,舌胖有印,舌淡,苔白薄,脉弱。
2. **血虚证** 面色无华,唇甲色淡,经少色淡,舌胖质淡,苔少,脉细。
3. **阴虚证** 怕热汗出,或有盗汗,咽干口渴,大便干,手足心热或五心烦热,舌瘦红而裂,脉细数。
4. **阳虚证** 畏寒肢冷,腰膝怕冷,面足水肿,夜尿频多,舌胖苔白,脉沉细缓。
5. **血瘀证** 定位刺痛,夜间加重;肢体麻痛,或偏瘫;肌肤甲错,口唇舌紫,或紫暗、瘀斑,舌下络脉色紫怒张。
6. **痰湿证** 胸闷脘痞,纳呆呕恶,形体肥胖,全身困倦,头胀肢沉,舌苔白腻,脉滑。
7. **湿浊证** 食少纳呆,恶心呕吐,口中黏腻,口有尿味,神识呆钝,或烦闷不宁,皮肤瘙痒,舌苔白腻。

二、护理方案

(一) 专科护理评估

1. 恶心呕吐发作的时间、程度、诱发因素、伴发症状。
2. 腰酸膝软的性质、持续时间、发作次数及伴发症状。
3. 水肿的部位、程度、诱发因素、消长规律。
4. 监测血糖、糖化血红蛋白、尿蛋白等实验室检查的情况。

(二) 常见症状施护

1. 纳呆、恶心呕吐

(1)观察患者纳呆、恶心呕吐的程度、伴随症状等变化。

(2)消除患者不必要的顾虑,告知患者饮食对身体康复的重要性,进食后的不适是一种暂时现象,不会影响身体康复。

（3）饮食尽量以易消化的流质或半流质食物为主，宜少食多餐，以保证机体所需营养，增强抗病能力。

（4）呕吐时取坐位或侧卧位，意识不清者取仰卧位，头转向一侧，保持呼吸道通畅，以防发生误吸或窒息。可为患者做胃部按摩（用掌心自上而下按摩）或轻拍背部。呕吐后协助用温开水漱口，取舒适卧位。

（5）穴位敷贴：遵医嘱取合谷、内关、关元、神阙、足三里等穴位进行中药贴敷。穴位敷贴时间为4~6小时，每天1次。

（6）中药保留灌肠：遵医嘱按辨证予中药煎成汤液，取温度在39~41℃的中药药液灌肠。

2. 水肿

（1）观察颜面、肢体水肿的程度、伴随症状等变化。

（2）四肢水肿严重者，予软枕适当抬高；阴囊水肿严重者，可予吊带托起。

（3）中药沐足：下肢水肿遵医嘱取舒活散剂（鸡血藤、当归、川芎、路路通等），加50℃温水约5 000ml冲调搅匀，将双足浸泡于药液中，适当保持温度，询问患者有无不适，每次时间20~30分钟，防烫伤；浸泡完毕，用干毛巾擦干皮肤，注意避风。

（4）耳穴贴压（耳穴埋豆）：遵医嘱取内分泌、心、脾、胰等耳穴，采用王不留行籽用0.5cm×0.5cm胶布贴压，每次一侧耳朵，左右侧交替使用。

3. 泡沫尿（蛋白尿）

（1）观察尿泡沫多少及消散时间。

（2）注意观察发热、劳累等因素对患者蛋白尿的影响。

（3）悬灸：遵医嘱取气海、关元、足三里、三阴交、涌泉等穴位，将点燃的艾条对准施灸穴位，距离皮肤2~3cm，每处10~15分钟，至皮肤红晕为度。

（4）耳穴贴压（耳穴埋豆）：遵医嘱取心、脾、肾等耳穴。

4. 皮肤瘙痒

（1）观察皮肤的颜色、完整性，是否有抓痕、破损及其程度、伴随症状等变化。

（2）中药涂药：阴虚证遵医嘱选用双白洗剂（白鲜皮、地黄、防风等）用温度为40℃左右的温水稀释3~5倍后用纱布自下而上擦拭痒处。

5. 倦怠乏力

（1）起居有时，避免劳累。

（2）进食补中益气类食物，如山药、鱼肉、香菇等。食疗方：乌鸡汤、香菇木耳汤、山药炖排骨。

（3）病情稳定者适量运动，循序渐进。

（4）悬灸：遵医嘱取足三里、三阴交、涌泉、关元、气海、神阙等穴位，将点燃的艾条对准施灸穴位，距离皮肤2~3cm，每处10~15分钟，至皮肤红晕为度。

（5）穴位按摩：遵医嘱取足三里、阳陵泉、涌泉等穴位，力量由轻到重，由浅到深，每次10~15分钟。

6. 腰膝酸软

（1）适当食用枸杞子、黑豆等滋阴温肾之品。食疗方：韭菜炒虾仁，山药芡实瘦肉饮。

(2)穴位按摩：遵医嘱取肾俞、足三里、阳陵泉、涌泉等穴位，力量由轻到重，由浅到深，每次 10~15 分钟。

(3)悬灸：遵医嘱取肾俞、脾俞、足三里、三阴交等穴位，将点燃的艾条对准施灸穴位，距离皮肤 2~3cm，每处 10~15 分钟，至皮肤红晕为度。

(4)穴位敷贴：阳虚湿浊证遵医嘱选牛膝、救必应等为主要成分的中药硬膏外敷腰背部，4~6 小时，每日 1 次。

（三）给药护理

1. 中药与西药的服药时间应间隔 1~2 小时。

2. 伴有恶心呕吐者宜姜汁滴舌后服，并采用少量频服。

3. 严格按医嘱服用护肾利尿类药物。

4. 降糖药物的用药类别、时间、途径和药量，必须严格按照医嘱执行。如磺酰脲类药应在饭前半小时服用，双胍类药宜在进餐时或进餐后服用。服降糖药后应注意观察有无低血糖反应。

（四）饮食护理

1. **基本原则**　以低盐、低脂、清淡、易消化、富含维生素和微量元素的食物为宜。

2. **辨证施膳**

(1)气虚证：饮食宜健脾益气之品。可用鲜山药 100g，洗净切片，与粳米 60g 煮粥，供早晚餐食用。

(2)血虚证：饮食宜滋阴补血之品，如当归、沙参麦冬瘦肉汤等，避免暴饮暴食，忌食辛燥之品。

(3)阴虚证：饮食宜益气滋阴之品，如百合、莲子、龙眼肉等。忌食助热助湿生痰之品等。

(4)阳虚证：饮食宜补中益气、温阳之品如扁豆、蚕豆、莲子、胡桃、大枣、牛肉等。

(5)血瘀证：宜多食偏温性、散瘀血之品，如三七、大枣等。

(6)痰湿证：宜多食健脾祛湿之品，如茯苓饼、党参、芡实等，忌辛辣、肥甘、生湿的食物及烟酒。

(7)湿浊证：宜多食健脾利水湿之品，如茯苓饼、党参、芡实、薏苡仁等，忌辛辣、肥甘、生湿的食物及烟酒。

（五）健康指导

1. **生活起居**

(1)气虚证　保持病室安静、舒适，避免噪声，根据患者习惯，满足患者所需。

(2)血虚证：患者注意休息，保证充足的睡眠，保持心情舒畅。

(3)阴虚证：保持室内安静、空气清新，根据气候变化及时增减衣被。

(4)阳虚证：适寒温、慎起居，患者需注意保暖，病室宜温暖向阳。

(5)血瘀证：居室宜温暖向阳，患者应避免过劳，节制房事。

(6)痰湿证：居室宜凉爽通风，患者应适当运动，以不感疲劳为准。

(7)湿浊证：居室宜凉爽通风，病情轻者应适当运动，避免过劳。

2. **情志护理**

(1)要让患者明白焦躁易怒是疾病的一种病理表现，并且对肾病不利，要其有意识地时时提醒自己制怒,努力使自己放松心情。

(2)移情调志:将其注意力转移,可采取听曲、谈笑等方式。

(3)与患者多沟通,帮助患者保持良好的心理状态,为治疗疾病做好心理上的准备。

(4)向患者讲解自我调护的方法,使患者更好地配合医护人员,共同提高治疗的效果。

3. 功能锻炼

(1)根据病情选择合适的有氧运动方式,如太极拳、散步、快走、慢跑、游泳等;运动项目的选择要与患者的年龄、病情、经济、文化背景及体质相适应。每周进行2次轻度或中度阻力性肌肉运动。

(2)运动选择在饭后1小时(从进食第一口饭开始计时)左右,运动时间为每周至少150分钟,如一周运动5天、每次30分钟,运动后脉搏宜控制在170-年龄(次/min)左右,以周身发热、微微出汗、精神愉悦为宜。

(3)血糖>16.7mmol/L、合并糖尿病急性代谢并发症及心、肾等器官各种严重慢性并发症者暂不宜运动。

(4)血糖<5.5mmol/L者运动前需适量补充含糖食物如饼干、面包等。

4. 定期复诊　遵医嘱定时复诊,若出现小便少、水肿加重、恶心、呕吐、血压升高等不适时及时就医。

第三节　消渴病足病(糖尿病足)中医护理规范

一、中西医病名和常见证候要点

(一)中医病名:消渴病足病

消渴病足病是由于消渴日久气血生化乏源,久则伤及脾肾之阳,最终肾阳虚衰、湿热之邪侵袭所致,以初起肢冷麻木,后期趾节坏死脱落,黑腐溃烂,疮口经久不愈为主要表现,本病的病位关键在脾、肾。

(二)西医病名:糖尿病足

糖尿病足是指糖尿病患者由于局部神经病变及下肢远端外周血管病变而导致的足部感染、溃疡和/或深层组织破坏,严重者有截肢的危险。

(三)常见证候要点

1. 气虚血瘀证　肢体麻木,如有蚁行感,肢末时痛,多呈刺痛,下肢为主,入夜痛甚,气短乏力,神疲倦怠,自汗畏风,易于感冒,舌质淡暗,或有瘀点,苔薄白,脉细涩。

2. 阴虚血瘀证　肢体麻木,腿足挛急,酸胀疼痛或小腿抽搐,夜间为甚,或灼热疼痛,五心烦热,失眠多梦,皮肤干燥,腰膝酸软,头晕耳鸣,口干不欲饮,便秘,舌质嫩红或暗红,苔花剥少津,脉细数或细涩。

3. 寒凝血瘀证　肢体麻木不仁,四末冷痛,得温痛减,遇寒痛增,下肢为著,入夜更甚,神疲乏力,畏寒怕冷,尿清便溏,或尿少水肿,舌质暗淡或有瘀点,苔白滑,脉沉细涩。

4. 痰瘀阻络证 体多肥胖,肢体困倦,头重如裹,昏蒙不清,口黏乏味,胸闷纳呆,腹胀不适,大便黏滞,肢体麻木不止,常有定处,足如踩棉,舌质紫暗,舌体胖大有齿痕,苔白厚腻,脉沉滑或沉涩。

5. 湿热阻络证 足局部红、肿、热、痛,烦躁易怒,口渴喜冷饮,舌质暗红或红绛,苔薄黄或灰黑,脉弦数或洪数。

6. 肝肾亏虚证 肢体痿软无力,肌肉萎缩,甚者痿废不用,腰膝酸软,阳痿不举,骨松齿摇,头晕耳鸣,舌质淡少苔或无苔,脉沉细无力。

7. 气血不足证 身体消瘦而虚弱,面色苍白,头晕心悸,气短乏力,患肢皮肤光薄、干燥脱屑、皲裂,肌肉萎缩,舌质淡,苔薄白,脉沉细无力。

二、护理方案

(一)专科护理评估

1. 观察足部皮肤颜色、温度、触觉、冷热温觉情况。

2. 有无肢体麻木疼痛现象及发作的时间、性质、程度。

3. 观察询问日常足部护理及穿鞋情况。

4. 监测血糖、糖化血红蛋白、尿蛋白等实验室检查的情况。

5. 评估下肢及足部供血情况,触摸足背动脉、胫后动脉、腘动脉搏动。

(二)常见症状施护

1. 肢体疼痛

(1)观察四肢末端皮肤颜色、温度的变化、有无破溃及足背动脉搏动情况。

(2)观察疼痛发作的时间、性质、程度,疼痛缓解后适量运动,循序渐进。

(3)耳穴贴压(耳穴埋豆):遵医嘱取内分泌、脾、腰、足等耳穴。

(4)中药泡洗:遵医嘱选用当归、川芎、路路通等药煎煮取汁足浴,温度为38~40℃,防止烫伤。

(5)穴位贴敷:遵医嘱取足三里、涌泉等穴。

(6)中药离子导入:遵医嘱取足三里、地机、太溪、涌泉等穴位。

(7)艾灸:遵医嘱取地机、委中等穴位。

(8)中药敷药:遵医嘱贴敷麻木疼痛处。

(9)中药药熨:遵医嘱选用莱菔子、白芥子等中药,加热后(温度为60~70℃)热熨患肢,每次15~20分钟。

2. 肢体发凉

(1)注意肢体及足部的保暖,避免使用热水袋、电热器等直接暖足。

(2)进行中药药熨、中药熏洗、艾灸等操作时应注意测量温度,评估患足对温度的感知能力,防烫伤。

(3)穴位按摩:遵医嘱取肢体及足部穴位进行按摩,以促进血液循环,已有血栓形成者禁用。

(4)每天坚持做踝泵运动:①平卧或坐于床上,伸直双腿,缓慢地尽力以最大角度向上勾起脚尖,让脚尖朝向自己,维持10秒左右,之后再向下做踝关节背伸动作,让脚尖向下,保持10秒左右,循环反复地屈伸踝关节。目的是让小腿肌肉能够持续收缩。②伸直双腿,交替用左右脚趾按顺时针、逆时针两个方向各划圆圈10次。

(5)中药熏蒸:遵医嘱予活血行气类中药熏蒸全身。

(6)艾灸:遵医嘱取足三里、地机、太溪、涌泉等穴位,做好足部护理,预防足部溃疡及压疮的发生。

(7)中药药熨:依据临床辨证遵医嘱予以中药制剂如五子散在患侧肢体或病变部位进行热熨,每日1~2次。

3. 肢软无力

(1)注意评估足部感觉、足背动脉搏动情况、麻木及刺痛的程度。

(2)起居有时,避免劳累,卧床休息为主。

(3)根据病情指导并协助患者进行功能锻炼,防止肌肉萎缩。

(4)注意安全,做好预防措施,防止跌倒。

(5)艾灸:遵医嘱取气海、关元、足三里、三阴交等穴位。

(6)穴位贴敷:遵医嘱取肾俞、脾俞、足三里等穴位。

(7)穴位按摩:遵医嘱取双下肢足三里、地机、太溪、涌泉等穴位。

4. 感觉减退

(1)每天检查足部皮肤颜色、温度及有无伤口。

(2)遵医嘱监测血糖,观察有无低血糖发生。

(3)艾灸:遵医嘱取肾俞、神阙、气海、关元、三阴交等穴位。

(4)穴位按摩:遵医嘱取气海、关元、委中、涌泉等穴位。

(5)耳穴贴压(耳穴埋豆):遵医嘱取皮质下、内分泌、脾、胰等耳穴。

(6)中药敷药:遵医嘱予中药贴敷腰膝酸软处。

5. 肢体麻木

(1)注意评估足部感觉、足背动脉搏动情况、麻木的程度。

(2)遵医嘱予以气压式血液循环驱动治疗。

(3)指导患者进行麻木肢体的主动运动,如足部操等功能锻炼。

(4)指导选择宽松、浅色的棉质袜,鞋子应轻巧、柔软、透气,以厚底者为宜。

(5)穴位按摩:遵医嘱取气海、关元、委中、涌泉等穴位。

(三) 给药护理

1. 必须严格按照医嘱执行各类降糖药物。

2. 服药后注意观察药物发生作用的时间、症状缓解程度及患者的反应。

3. 按医嘱执行胰岛素注射,注意注射部位的轮换,观察注射部位有无脂肪增生,避免在增生部位注射。

4. 内服中药:活血化瘀类药一般宜饭后温服或热服;气虚血瘀、寒凝血瘀者中药宜偏热服;痰瘀阻络者中药宜温凉服;肝肾亏虚者宜温服汤剂。

5. 伴呕吐者中药宜偏凉服,可将药液浓缩或采用少量频服的方式,可用姜汁滴舌后服用。

（四）饮食护理

1. 基本原则 以低盐、低脂、清淡、易消化、富含维生素和微量元素的食物为宜。

2. 辨证施膳

（1）气虚血瘀证：宜食益气活血的食品，如山药等。

（2）阴虚血瘀证：宜食滋阴化瘀的食品，如百合、银耳、黑木耳等。

（3）寒凝血瘀证：宜食温经通络的食品，如肉桂、茴香、花椒等。

（4）痰瘀阻络证：宜食化痰活血的食品。如山楂、陈皮、金橘等。

（5）湿热阻络证：宜食清热利湿通络之品，如茯苓、芡实、玉米须煮瘦肉汤。

（6）肝肾亏虚证：宜食滋补肝肾的食品，如枸杞子、甲鱼、老鸭、银耳等。

（7）气血不足证：宜食益气养血，易消化及血肉有情之品，如瘦肉、黑芝麻、大枣、山药、黄芪粥、党参粥、薏米粥、莲子红枣粥等。

（五）健康教育

1. 生活起居

（1）顺应四时及时增减衣物，慎起居、避风寒、避免劳累，戒烟限酒。

（2）让患者充分了解自己的病情，学会检测血糖。

（3）按照糖尿病餐进食，定时定量。

（4）遵医嘱服药，不可随便停药，合理饮食，适当运动，动态调控血糖。

（5）日常生活中可常循经络拍打及按压足三里、三阴交、涌泉等穴位。

（6）选择宽松的鞋袜，宜大小适中，鞋子宜轻巧、鞋底较厚而鞋内较柔软，透气良好，不建议穿皮鞋；袜子以弹性好、透气散热性好的棉毛质地者为佳，避免外伤等各种诱因。

（7）每天检查足部一次，注意足部皮肤颜色、温度改变，检查趾间、趾甲、足底皮肤有无水肿、鸡眼、红肿、甲沟炎、溃疡。

（8）保持足部清洁，避免感染，勤换鞋袜。每日用中性皂水或温水泡脚，水温宜在38℃以下（用水温计试水温，勿直接用脚试温），时间15~20分钟。

（9）经常按摩足部；冬天注意保暖，避免使用热水袋、电热器等直接暖足，谨防烫伤皮肤而引起感染。

2. 情志护理

（1）保持心情舒畅，避免紧张恼怒，多与患者沟通交流，避免忧、怒、悲、思等不良情绪刺激。

（2）指导患者多听喜欢的音乐和唱歌，家属与患者沟通时多给予支持和鼓励。

（3）向患者介绍一些好的病例，讲解积极干预对预防并发症的意义，多鼓励患者，缓解其恐惧、悲观的心理，增强患者信心，使其主动配合治疗。

3. 功能锻炼

（1）指导肢体麻木患者主动活动，防止局部受压；肢体萎缩或无力者，协助其进行正确的体位移动。保持肢体功能位，防止足下垂，坚持按摩肢体，防止肌肉进一步萎缩。

（2）根据病情选择合适的有氧运动方式，每天适度运动，可选择散步、太极拳、八段锦等，以促进血液循环。

4. 定期随诊　遵医嘱定时复诊,每天检查足部如有红肿、甲沟炎、外伤、溃疡等,不可私自处理,尽早诊治。

［附］糖尿病足分级

临床上,糖尿病足分级方法常用 Wagner 分级法(表 4-1)。

表 4-1　糖尿病足分级(Wagner 分级法)

等级	病情描述
0 级	有发生足溃疡的危险因素,但目前无溃疡
1 级	表面有溃疡,临床上无感染
2 级	较深的溃疡感染病灶,常合并软组织炎,无脓肿或骨的感染
3 级	深度感染,伴有骨组织病变或脓肿
4 级	骨质缺损,部分趾、足坏疽
5 级	足大部分或全部坏疽

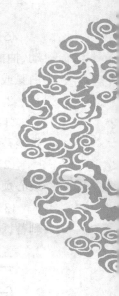

第五章 呼 吸 科

第一节　肺胀(慢性阻塞性肺疾病)中医护理规范

一、中西医病名和常见证候要点

(一) 中医病名:肺胀

肺胀是指多种慢性肺系疾患反复发作,迁延不愈,肺脾肾三脏虚损,从而导致肺管不利,肺气壅滞,气道不畅,胸膺胀满不能敛降的一种病证。《灵枢·胀论》说:"肺胀者,虚满而喘咳。"临床表现为胸部膨满,憋闷如塞,喘息气促,咳嗽咳痰,心悸,面色晦暗或唇甲发绀,脘腹胀满,肢体浮肿等。其病程缠绵,时轻时重,经久难愈,严重者可出现神昏、喘脱等危重证候。

(二) 西医病名:慢性阻塞性肺疾病

慢性阻塞性肺疾病(COPD)简称慢阻肺,是一种以持续气流受限为特征的可以预防和治疗的疾病,其气流受限多呈进行性发展,与气道和肺组织对烟草烟雾等有害气体或有害颗粒的慢性炎症反应增强有关。

(三) 常见证候要点

1. 急性加重期

(1)寒饮伏肺证:咳嗽气急,甚则喘鸣有声,痰多易咯,色白清稀多泡沫,胸膈满闷,形寒背冷,喜热饮,咳多持续,时有轻重。舌淡苔白滑,脉细弦或沉弦。

(2)痰浊阻肺证:胸满,咳嗽痰多,咳痰白黏或带泡沫,气喘,劳则加重,怕风易汗,脘腹痞胀,便溏,倦怠乏力。舌体淡胖,或紫暗,苔薄腻或浊腻,脉细滑。

(3)痰热壅肺证:但热不寒,气急胀满,咳喘烦躁,痰黄黏稠,不易咯出,面红,口干但饮水不多。舌质红,苔黄腻,脉滑数。

(4)痰瘀内阻证:咳嗽,喘促,气急,胸胁胀满,面唇晦暗,青筋暴露,唇甲青紫。舌下青筋暴露,舌质瘀暗,舌苔厚腻,脉弦滑。

(5)痰蒙神窍证:意识朦胧,谵妄,烦躁不安,撮空理线,表情淡漠,嗜睡,昏迷,或肢体瞤动,抽搐,咳逆喘促,或伴痰鸣,咳痰黏稠或黄黏不爽,唇甲青紫。舌暗红或淡紫,或紫绛,苔白腻或淡黄腻,脉细滑数。

2. 稳定期

(1)肺脾两虚证:喘息短促无力,语声低微,自汗心悸,面色㿠白,神疲乏力,食少便溏。舌淡苔少,脉弱,或口干咽燥,舌红,脉细。

(2)肺肾两虚证:喘促日久,心悸,动则喘咳,气不接续,胸闷如窒,不能平卧,痰多而黏,或心烦不寐,唇甲发绀。舌质紫或舌红苔少,脉微疾或结代。

(3)气阴两虚证:喘促乏力,气短,动则喘甚,咳嗽,痰多质稠难出,口干。舌质红,苔少或剥苔,脉细滑。

二、护理方案

(一) 专科护理评估

1. 呼吸系统专科体格检查　评估患者胸廓外形、两肺呼吸运动是否一致,肺部触诊有无语音震颤改变,肺部叩诊音变化,听诊呼吸音变化,有无干、湿啰音及其分布。

2. 呼吸的频率、节律、深度和用力情况,有无喘息气短、呼吸困难。

3. 咳嗽的时间、程度、性质、频率及伴发症状。

4. 痰的颜色、性质、量和气味。

(二) 常见症状施护

1. 咳嗽、咳痰

(1)取舒适体位,指导患者掌握有效咳嗽、咳痰、深呼吸的方法。卧床患者定时翻身拍背,痰液无力咳出者,予胸部叩击或振动排痰。

(2)耳穴贴压(耳穴埋豆):遵医嘱选择肺、脾、心、肾、交感、气管、神门、皮质下等耳穴,采用王不留行籽用 0.5cm×0.5cm 胶布贴于相应穴位。隔日更换 1 次,双耳交替。

(3)穴位贴敷:遵医嘱选择大椎、定喘、肺俞、风门、膏肓俞等穴位。

(4)中药离子导入:遵医嘱利用直流电将药物离子通过皮肤或穴位导入人体,治疗背部湿啰音最明显处。

(5)中药药熨:遵医嘱将五种活血化瘀、清热解毒的中药颗粒用布袋包裹加热后,于患处或相应的穴位来回推熨。

2. 喘息、气短

(1)观察喘息、气短的程度及有无发绀,遵医嘱给予氧疗,观察吸氧效果。

(2)取合适体位,如高枕卧位、半卧位或端坐位,指导患者采用放松疗法,如缓慢呼吸、全身肌肉放松、听音乐等。

(3)指导患者进行呼吸功能锻炼,常用锻炼方式有缩唇呼吸、腹式呼吸等。

(4)穴位贴敷:遵医嘱选择大椎、定喘、肺俞、脾俞、天突等穴位。

(5)耳穴贴压(耳穴埋豆):遵医嘱选择交感、心、胸、肺、皮质下等耳穴,隔日更换 1 次,双耳交替。

（6）穴位按摩：遵医嘱点按列缺、内关、气海、关元、足三里等穴位。

（7）艾灸：遵医嘱选用大椎、肺俞、命门、足三里、三阴交、气海等穴位，用补法艾灸。

3. 自汗、盗汗

（1）衣着宜柔软、透气，便于穿脱；汗出时及时擦干汗液、更衣，避免汗出当风。

（2）耳穴贴压（耳穴埋豆）：遵医嘱选用交感、肺、内分泌、肾上腺等耳穴。隔日更换 1 次，双耳交替。

4. 腹胀、纳呆

（1）病室整洁，避免刺激性气味，咳痰后及时用温水漱口。

（2）按顺时针方向按摩腹部 10~20 分钟，鼓励患者适当运动，促进肠蠕动，减轻腹胀。

（3）穴位贴敷：遵医嘱选择中脘、气海、关元、神阙等穴位。

（4）耳穴贴压（耳穴埋豆）：遵医嘱选用脾、胃、三焦、胰、交感、神门等耳穴。隔日更换 1 次，双耳交替。

（5）穴位按摩：遵医嘱点按中脘、天枢、气海、关元、足三里等穴位。

（6）穴位注射：遵医嘱予黄芪注射液注射足三里或三阴交。

（三）给药护理

1. 内服中药膏方　宜早晨和晚上睡前空腹温水调服，服药期间避免油腻、海鲜、辛辣之品，戒烟、限酒，忌食萝卜，忌饮浓茶。感冒、咳嗽痰多或患有其他急性疾病时应暂停服用。膏方开启后应冷藏。

2. 内服中药汤剂　寒饮伏肺证者中药宜热服，服药后可略加衣被，使微微汗出；痰热壅肺证者中药宜偏凉服；其余证型者中药宜温服。

3. 中药与西药的服药时间应间隔 1 小时左右。

4. 注意观察药物疗效和不良反应。

（四）饮食护理

1. 基本原则　宜少量多餐，每餐不宜过饱，以高热量、高蛋白、高维生素、易消化饮食为主，烹调方式以炖、蒸、煮为宜，忌食辛辣、煎炸或过甜、过咸之品。

2. 辨证施膳

（1）寒饮伏肺证：宜解表散寒、温化里饮的食物，如紫苏粥、白果煲鸡等。

（2）痰浊阻肺证：宜健脾化痰降逆的食物，如赤小豆猪骨汤、山药排骨粥等。

（3）痰热壅肺证：宜清热化痰，宣肺平喘的食物。如雪梨银耳百合粥、芦根麦冬瘦肉汤等。

（4）痰瘀内阻证：宜涤痰祛瘀的食物，如生地当归乌鸡汤、桃仁四物汤等。

（5）痰蒙神窍证：暂禁食或采用鼻饲饮食，宜涤痰开窍息风的食物，如羚羊角川贝母龟板汤、竹沥浙贝瘦肉汤等。

（6）肺脾两虚证：宜食健脾益肺的食物，如山药、百合、薏苡仁、核桃、胡萝卜、鸡肉等。

（7）肺肾两虚证：宜食补肺益肾的食物，如枸杞子、黑芝麻、核桃、木耳、山药、杏仁、龙眼肉、牛肉、猪心、羊肉等。

（8）气阴两虚证：宜食益气养阴的食物，如莲子、牛乳、蛋类、百合、荸荠、鲜藕、雪梨、银耳、老鸭等。汗出较多者,可多饮淡盐水,进食含钾丰富的食物,如橘子、香蕉等;腹胀纳呆者可用山楂、炒麦芽少许代茶饮。

(五) 健康教育

1. 生活起居

(1)保持室内空气清新,温、湿度适宜,室内勿摆放鲜花。

(2)戒烟,避免或减少有害粉尘、烟雾或气体的吸入。

(3)顺应四时,根据气温变化,及时增减衣物,勿汗出当风。呼吸道传染病流行期间,避免去公共场所,防止感受外邪诱发或加重病情。

2. 情志护理

(1)该病迁延不愈,患者心理负担较重,要加强患者的心理护理,也要做好家属的工作,给予患者支持。

(2)指导患者掌握自我排解不良情绪的方法,如转移法、谈心释放法等。可指导患者运用五音疗法舒缓情绪,选用商调、羽调音乐,于15~19时欣赏《阳春白雪》《金蛇狂舞》等曲目可助长肺气,于7~11时欣赏《梅花三弄》《船歌》《梁祝》等曲目,可促使肾气隆盛。

(3)鼓励家属多关心体贴患者,多与患者沟通,了解患者所需,向患者介绍有关疾病知识和治疗成功的经验,鼓励患者树立战胜疾病的信心。

3. 功能锻炼

(1)病情较轻者鼓励其下床活动,可每日散步 20~30 分钟或打太极拳等。病情较重者指导其在床上进行翻身、四肢活动等主动运动,或予四肢被动运动。

(2)自我按摩印堂、迎香、合谷、内关、足三里、三阴交、涌泉等穴位,以促进气血运行,增强体质。

(3)根据患者病情,在医护人员指导下可选择全身呼吸操进行功能锻炼,提高肺活量,改善呼吸功能。

4. 定期随诊　遵医嘱定时复诊,若短期内出现咳嗽、咳痰、气短和(或)喘息加重,痰量增多,呈脓性或黏脓性,伴发热等炎症明显加重的表现应及时就医。

［附］全身呼吸操

1. 两手分别放于前胸部和上腹部,首先从呼气开始,呼气时腹肌收缩,腹部下陷,缩唇呼气(嘴唇缩成吹笛状),使气体通过缩窄的口形徐徐呼出,吸气时经鼻吸气,吸气时腹肌放松,腹部鼓起。每次吸气后不要忙于呼出,宜稍屏气再行缩唇呼吸,呼吸要缓慢均匀,切勿用力呼气。吸气 2 秒,呼气 4~6 秒,每分钟 7~8 次。每日训练两次,每次 10~15 分钟,熟练掌握后,再逐渐增加次数和每次的时间(图 5-1)。

2. 自然站立,两手于腹前平屈,手心向上,手指相向。吸气,一臂经腹、胸上举,翻掌成托掌,臂尽量靠近头侧,尽量向上。另一臂手心转向下,同时贴体侧下伸,用力下压。呼气时还原。换另一臂上举,做法同上,重复做四个八拍(图 5-2)。

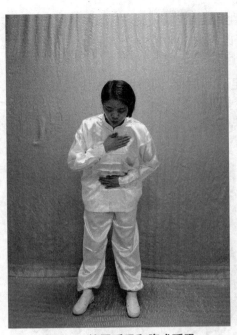

图 5-1　缩唇呼吸和腹式呼吸

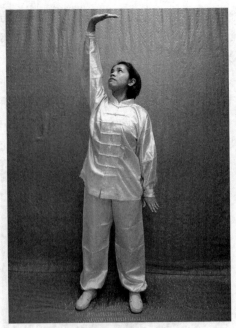

图 5-2　单举呼吸

3. 两腿分立与肩同宽，半蹲成骑马式。两手在右边做抱球状，体向右转，同时重心右移，右手在上。体向左转，到左边后再换左手在上，右手在下，同时重心左移（图 5-3）。做四个八拍。全身要放松，上体转动时要以腰为轴，臂腿腰的动作要协调、缓慢，呼吸要自然。

4. 自然站立，两手于腹前平屈。两手向上伸直，手心向上，如托天状，以腰为轴，向左旋腰，共做八次。同法向右旋腰，共做八次（图 5-4）。

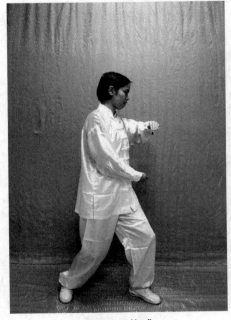

图 5-3　抱球

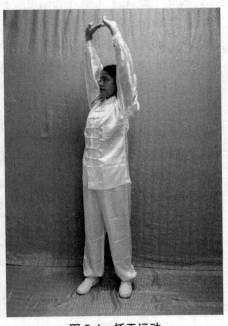

图 5-4　托天运动

注意：此法是通过腰部活动同时可防治老年性的腰酸背痛，旋转速度要慢，幅度逐步增大，头部不要旋转，以防头晕，一定要腰部转动，所以有腰部的挺前凸后的动作，避免以髋关节为主的活动。

5. 自然站立，两足与肩同宽。下蹲时呼气，足跟不离地，同时两手扶住膝关节上方，肘关节在外（图5-5）。起立时吸气，同时两手侧平举，共做两个八拍。

6. 左腿向左侧前方跨出一步成左弓箭步，重心在中，两手扶左膝上方。重心向前落于左足，向下压腿（图5-6）。重心有节律地前后移，重复八次；换右腿，方法同上，亦重复八次。

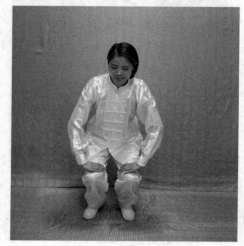

图 5-5　蹲式呼吸

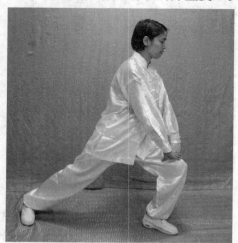

图 5-6　压腿盘膝（第一步）

7. 然后双腿并拢微屈膝，做膝绕环运动，左右方向绕，各重复八次，老年人常有下肢无力症状，因此压腿深度和膝环绕幅度要根据自身情况而定（图5-7）。

8. 自然站立。呼气时，两手相叠放于脐部加压，同时两肘向前靠拢，微前屈体做"驼背"状。同时主动收腹。吸气时，两手侧平举，稍挺胸。重复两个八拍（图5-8）。

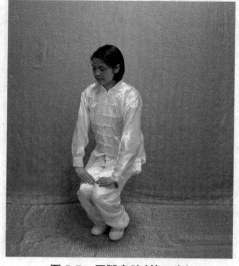

图 5-7　压腿盘膝（第二步）

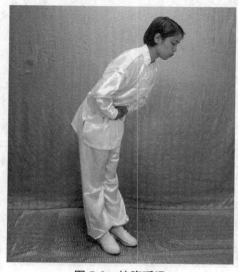

图 5-8　按腹呼吸

9. 放松,自然站立,上体以腰为轴,同时以腰带动肩再带动两臂放松摆动,当腰向左转动的瞬间,带动左前臂和手甩打腰背部,右前臂和手甩打腹部。同法,腰向右转动的瞬间,带动左前臂和手甩打腹部,右前臂和手甩打腰背部(图5-9)。

注意:全身肌肉必须放松,轻重适宜,它既是全身性活动,又可增加腰背肌和腹肌的张力,同时改善腹背部的血液循环。

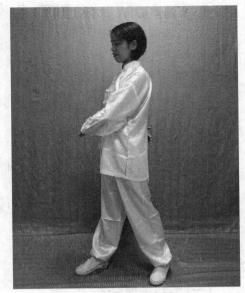

图5-9 摔打

第二节 风温肺热病或咳嗽(非重症社区获得性肺炎)中医护理规范

一、中西医病名和常见证候要点

(一) 中医病名:风温肺热病或咳嗽病

风温肺热病:是由风热病邪犯肺,热壅肺气,肺失清肃所致,以发热、咳嗽、胸痛等为主要临床表现。相当于急性肺部炎性病变。

咳嗽:咳嗽是指肺失宣降,肺气上逆作声,咯吐痰液的病证,也是肺系疾病的主要症状。分别言之,有声无痰为咳,有痰无声为嗽,一般多为痰声并见,难以截然分开,故以咳嗽并称。

(二) 西医病名:社区获得性肺炎

社区获得性肺炎是指医院外感染发病或在医院外获得而于住院48小时之内发病的肺实质或肺间质感染性炎症,也包括有明确潜伏期的病原体感染而在入院后潜伏期内发病、并排除医院获得性肺炎。

(三) 常见证候要点

1. **风寒袭肺证** 咽痒咳嗽声重,气急,咳痰稀薄色白,常伴鼻塞,流清涕,头痛,肢体酸楚,恶寒发热,无汗等表证,舌苔薄白,脉浮或浮紧。

2. **风热犯肺证** 咳嗽频剧,气粗或咳声嘶哑,喉燥咽痛,咳痰不爽,痰黏稠或黄,咳时汗出,常伴鼻流黄涕,口渴,头痛,身楚,或见恶风,身热等证,舌苔薄黄,脉浮数或浮滑。

3. **痰热壅肺证** 咳嗽,胸痛,痰多,痰黄,发热,口渴,烦躁,痰黏难咳,面红,尿黄,便干。舌质红,苔黄腻,脉滑,脉数。

4. **痰湿阻肺证** 咳嗽,痰多,痰白黏,泡沫痰,痰易咳出,伴气短,胃脘痞满,纳呆,食少,舌质淡红,苔腻,脉弦滑。

5. **肺脾气虚证** 咳嗽,气短,乏力,纳呆,食少,伴胃脘胀满或腹胀,便溏,舌质淡,边有齿痕,苔薄白,脉沉细或缓弱。

6. **气阴两虚证** 咳嗽,无痰,或痰少质黏难咯,乏力,自汗,盗汗,气短,口干,手足心热,舌体瘦小,少苔,脉细数。

7. **变证**

(1)热入心包证:咳嗽甚则喘息,身热夜甚,高热,便干,尿黄,心烦不寐,神志异常,绛红舌,脉滑数。

(2)邪陷正脱证:呼吸短促,气短息弱,神志模糊,面色苍白,大汗淋漓,四肢厥冷,身热,烦躁,舌质淡,脉细急促。

二、护理方案

(一)专科护理评估

1. 咳嗽的声音、节律、时间、性质及伴随症状。

2. 痰量、痰质、痰色和气味。

3. 发热持续时间、热势、热型、退热时间等。

(二)常见症状施护

1. 咳嗽、咳痰

(1)注意观察咳嗽的声音、时间、性质、节律以及加重因素。

(2)观察并记录咳痰的痰量、痰质、痰色和气味等特征。正确留取痰标本并及时送检,取清晨漱口后咳出的第一口痰为宜。

(3)若出现胸痛气促、久咳、痰中带血,立即报告医师,配合处理。

(4)取舒适体位,指导患者掌握有效咳嗽、咳痰、深呼吸的方法。卧床患者定时翻身拍背,痰液无力咳出者,予胸部叩击或振动排痰。

(5)鼓励患者进行有效咳嗽。可先漱口或饮少量水湿润咽部,先深吸一口气,屏气 1~2 秒,再用力咳嗽,将深部的痰咳出。

(6)痰黏难咳时,协助患者取半卧位,定时翻身;或用空心掌自下而上、由外向内轻叩患者背部;或选用金银花、桔梗、远志煎剂,行超声雾化吸入,每次 10~15 分钟,或予竹沥水口服,以清热化痰;亦可指压肺俞、脾俞、太渊、尺泽、曲池、丰隆等穴,以宣肺化痰。严重咳痰不畅、有窒息危险时,予以吸痰或气管切开。

(7)病重痰多者宜侧卧,定时更换体位。年老体弱排痰无力者,或痰液已在咽部,可用吸引器引出。

(8)痰多、呼吸有浊气者,加强口腔护理,可用温水或 20% 一枝黄花液或银花甘草液漱口,每日 3~4 次。

(9)可予以胸部叩击,叩击时注意如下几点:

1)伴有咯血、心血管状况不佳、未经引流的气胸、肋骨骨折及病理性骨折者禁止叩击。

2）手法正确，用力适中，以患者不感到疼痛为宜，发出空而深的拍击音则表示手法正确。

3）部位正确，叩击时应在肺野进行，避开乳房和心脏，勿在骨突处（如胸骨、肩胛骨、脊柱等）进行，宜从肺下叶开始。

4）每次以15~20分钟为宜。

5）防止叩击时皮肤发红或破损，可用单层薄布保护，同时避开纽扣或拉链。

（10）体位引流：指导患者取合适的体位，使病变部位处于高位，引流支气管开口向下，间歇做深呼吸后用力将痰咳出，同时轻拍两侧背部。引流应在饭前进行，每日1~3次，每次约15分钟。引流后清洁口腔分泌物。如引流过程中出现呼吸困难，心慌，出冷汗等症状应及时停止，给予半卧或平卧位吸氧。

（11）遵医嘱给予中药雾化吸入。适用于各种肺炎，有过敏者避免使用。

（12）穴位贴敷：遵医嘱取大椎、天突、肺俞、脾俞、肾俞、足三里等穴位。

（13）中药贴敷治疗：遵医嘱予中药硬膏（黑药膏）贴于疼痛部位。

（14）艾灸：遵医嘱取穴肺俞、脾俞、肾俞、足三里等。功效：温通经络、调和气血、扶正祛邪。

2. 发热

（1）定时测量体温，做好记录。

（2）严密观察患者体温、神志、汗出、皮肤及舌苔脉象等变化，做好应急处理。

（3）可用物理降温：如冷敷、温水擦浴等。

（4）穴位注射：遵医嘱予柴胡注射液2~4ml取曲池等穴位注射。

（5）刮痧：遵医嘱取风池、太阳、大椎、风门、肺俞、夹脊等穴位。

（三）给药护理

1. 内服中药 中药与西药的服药时间应间隔1小时左右，服药期间忌食油腻之品、海鲜、辛辣之品，戒烟、限酒，忌食萝卜，忌饮浓茶。服药后注意观察汗出情况，只宜遍身微汗出。

2. 祛痰止咳口服药宜空腹服，并观察服药后咳嗽、咳痰情况。

3. 咳嗽剧烈时可即刻给药，如杏苏止咳露、止咳合剂等。

4. 服止咳化痰药液后，不要立即饮水，以免冲淡药液使疗效降低。

5. 多数祛痰药对黏膜有刺激性，有消化道溃疡者慎用。

6. 静脉滴注清热解毒的中成药时，应避免与西药混用，并观察用药后反应。

（四）饮食护理

1. 基本原则 宜高蛋白、高维生素、营养丰富、易消化的清淡饮食，忌辛辣刺激、甜腻肥厚之品。

2. 辨证施膳

（1）风寒袭肺证：饮食宜疏风散寒、宣肺止咳的食物，如葱白姜豉汤等。忌生冷瓜果、肥腻之品。

（2）风热犯肺证：饮食宜疏风清热、宣肺止咳的食物，如枇杷等新鲜水果。

（3）痰热壅肺证：饮食宜清热肃肺、豁痰止咳的食物，如芦根粥等。忌辛辣香燥动火之品。

（4）痰湿阻肺证：饮食宜燥湿化痰、理气止咳的食物，如薏米粥、山药粥等，忌生冷、油腻、甜食。

（5）肺脾气虚证：饮食宜益气健脾、补肺止咳的食物，如山药茯苓瘦肉汤等。

（6）气阴两虚证：饮食宜益气养阴的食物，如沙参玉竹鸡汤等。

（7）热入心包证：饮食宜清心泻热、豁痰开窍的食物，如玄参杏仁汤等。

（8）邪陷正脱证：宜暂禁食或鼻饲饮食，饮食宜回阳救逆的食物，如独参汤、高丽参等。

（五）健康教育

1. 生活起居

（1）保持室内干燥、温暖、空气新鲜。

（2）应注意经常改变体位、翻身、拍背、有效咳嗽咳痰。

（3）顺应四时，根据气温变化，及时增减衣物，勿汗出当风。呼吸道传染病流行期间，避免去公共场所，防止感受外邪诱发或加重病情。

2. 情志调理

（1）指导患者畅情志，保持乐观的心态，学会自我调控，避免紧张情绪和不良刺激。

（2）指导患者掌握自我排解不良情绪的方法，如转移法、音乐疗法、谈心释放法等。

（3）鼓励家属多关心体贴患者，多与患者沟通，了解患者所需，向患者介绍有关疾病知识和治疗成功的经验，鼓励患者树立战胜疾病的信心。

3. 功能锻炼

（1）防感冒，早晨起床或晚上睡前用双手大鱼际反复擦迎香穴200次；用掌跟在面部上下擦动100次。

（2）行有氧运动，根据身体状况，可选择打太极拳、慢跑、练瑜伽等方式锻炼。

4. 定期随诊　遵医嘱按时服药，了解药物的作用、用法、疗程和不良反应，定期随访。

［附］发热的分类

发热的分类详见表5-1。

表5-1　发热的分类

分类	体温
超高热	41℃以上
高热	39.1~41℃
中等度热	38.1~39℃
低热	37.4~38℃

第三节　哮病（支气管哮喘）中医护理规范

一、中西医病名和常见证候要点

（一）中医病名：哮病

哮病是一种发作性的痰鸣气喘疾患。发时喉中有哮鸣声，呼吸气促困难，甚则喘息不能平卧。为一种发作性疾病，属于痰饮病的"伏饮"证。

（二）西医病名：支气管哮喘

支气管哮喘是由多种细胞特别是肥大细胞、嗜酸性粒细胞和T淋巴细胞参与的慢性气道炎症性疾患。这种慢性炎症导致气道高反应性的产生，通常出现广泛多变的可逆性气流受限，并引起反复发作的喘息、气急、胸闷或咳嗽等症状，常在夜间和/或凌晨发作、多数患者可自行缓解或经治疗缓解。

（三）常见证候要点

1. **寒痰伏肺证**　喉中哮鸣如水鸡声，呼吸急促，喘憋气逆，胸膈满闷如塞，咳不甚，痰少咯吐不爽，色白而多泡沫，口不渴或渴喜热饮，形寒怕冷，天冷或受寒易发，面色青晦，舌苔白滑，脉弦紧或浮紧。

2. **痰热郁肺证**　发热头痛，面赤汗出，气促胸闷，喉中痰鸣，不得平卧，口干口苦，痰色黄稠，咯出困难，或大便秘结，小便黄。舌质红，苔黄干或黄腻，脉浮滑数。

3. **痰浊阻肺证**　痰鸣如哮，气息喘促，胸闷，痰多黏稠，口黏不渴，兼有呕恶纳呆，便溏，舌淡红，脉弦滑或濡滑。

4. **痰瘀内阻证**　咳嗽，喘促，气急，胸胁胀满，面唇晦暗，青筋暴露，唇甲青紫，舌下青筋暴露，舌质瘀暗，舌苔厚腻，脉弦滑。

5. **肾虚证**　平素气息短促，动辄为甚，吸气不利，劳累后喘哮易发，舌质淡胖嫩，苔白，或舌质红，苔少，脉沉细或细数。

6. **阳气暴脱证**　在哮喘的发病过程中，突然出现神疲气短，面色青紫，张口抬肩，四肢厥冷，汗出如油，舌色紫暗，舌苔白滑，脉微欲绝。

二、护理方案

（一）专科护理评估

1. 哮喘发作的时间、特点。
2. 咯痰难易、痰色、痰量。
3. 神志、面色、汗出、体温。
4. 舌脉及哮喘发作与季节、气候、饮食和精神等因素的关系，以及伴随症状。
5. 运用哮喘控制测试（ACT表）监测病情：①完全控制：25分；②部分控制：20~24分；

③未得到控制：<20分。

（二）常见症状施护

1. 喘息哮鸣

（1）观察哮证发作持续时间及缺氧状况，注意面色、呼吸频率和节律、口唇及四肢末梢的发绀程度。

（2）取适宜体位，可高枕卧位、半卧位或端坐位。

（3）哮证严重发作常在晚饭后至次晨10点，故应加强巡视，找出患者的发病规律，以便及时处理。

（4）观察先兆症状及病情变化。哮证发作持续24小时以上，出现胸部憋闷如窒、汗出肢冷、面青唇紫、烦躁不安或神昏嗜睡、脉大无根等"喘脱"危候，立即向医师汇报，做好气管插管或气管切开的准备，或用呼吸机辅助呼吸。

（5）了解患者生活习惯、职业及工作环境、接触史，寻找病因及诱因。

（6）耳穴贴压（耳穴埋豆）：遵医嘱取平喘、肺、肾上腺、交感等耳穴。隔日更换1次，双耳交替。

（7）穴位贴敷：遵医嘱取肺俞、天突、天枢、定喘等穴位中药贴敷。

（8）中药离子导入：遵医嘱取定喘、肺俞等穴位。

2. 咳嗽咳痰

（1）观察咳嗽的性质、程度、持续时间、规律以及痰的量、颜色、性状。

（2）咳嗽胸闷者取半坐卧位。

（3）持续性咳嗽时，可频饮温开水。

（4）做深呼吸训练，采用有效咳嗽、翻身拍背、胸背部叩击等方法或使用设备进行排痰。

（5）保持口腔清洁。

（6）中药药熨：遵医嘱用吴茱萸、菟丝子、白芥子等五种中药籽置于药袋中，放入微波炉加热3分钟，于相应的穴位来回推熨30分钟。

（7）拔罐：遵医嘱取穴肺俞、膏肓俞、定喘、脾俞、肾俞等穴位为留罐部位。

3. 胸闷

（1）观察胸闷的性质、持续时间、诱发因素及伴随症状等。

（2）协助患者变换舒适体位。

（3）穴位按摩：遵医嘱取膻中等穴位按摩。

（4）耳穴贴压：遵医嘱取穴心、胸、神门、小肠、皮质下等耳穴。隔日更换1次，双耳交替。

（三）给药护理

1. 发作期，将汤剂的两煎药汁混匀后分成4份，日服3次，夜间加服1次，服药前将药汁放文火上炖热。

2. 发有定时者，可在发作前1~2小时服药，以控制发作或减轻症状。一旦发现有鼻喉作痒、喷嚏、咳嗽等先兆症状时，立即遵医嘱给药以防止发作。

3. 严重发作时，首选吸入剂，指导患者严格掌握药物剂量，了解治疗作用和不良反应，正确使用吸入气雾剂。

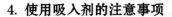

4. 使用吸入剂的注意事项

(1)吸入药物时取坐位,指导患者正确使用吸入装置,保证嘴包住吸入制剂的吸嘴。

(2)指导患者正确的呼吸方法,用力呼气后再用口尽力吸入,后屏气数秒,确保药物充分发挥药效。

(3)使用含激素类药物后应及时漱口,避免激素残留在口腔引起真菌感染。

(4)在医生指导下坚持使用吸入药物,不得擅自停药。

(5)指导患者按时规律用药,遵医嘱适时调整药物,不可自行减药或停药。

(6)告知患者哮病难以速愈和根治。虽然缓解期常自我感觉没有症状,但是气道的高反应性还持续存在,必须坚持长期用药。

(7)加强药后观察,服用含有麻黄的汤药后,注意患者心率、血压的变化及汗出情况。

(四) 饮食护理

1. 基本原则　宜清淡、富有营养的饮食,饮食不宜过饱、过甜、过咸,忌生冷、辛辣、鱼腥发物,忌烟、酒,保持大便通畅;喘憋多汗者,嘱多饮水。

2. 辨证施膳

(1)寒痰伏肺证　饮食宜温肺散寒、豁痰平喘的食物,如葱、生姜、胡椒等,忌食生冷、寒凉等食物。

(2)痰热郁肺证　饮食宜清热宣肺、涤痰平喘清淡之品,忌食辛辣厚味,痰液黏稠难以咯出者,应适量多饮水,多食新鲜水果,可饮丝瓜藤液,每日两次,每次一小杯。大便不通者多进食润肠通便的食物。

(3)痰浊阻肺证　饮食宜化痰降浊之品,如茯苓山药瘦肉汤,忌食生冷瓜果、肥甘厚味及黏滞硬固食物。

(4)痰瘀内阻证　饮食涤痰祛瘀之品,如丝瓜、山楂玫瑰花粥等。忌食生冷瓜果,肥甘厚味及黏滞硬固食物,以免碍胃助湿。

(5)肾虚证　饮食宜补肾纳气、富有营养之品,可食松子、木耳、核桃等。

(6)阳气暴脱　宜鼻饲饮食或暂禁食,宜鼻饲回阳救逆的食物,如高丽参鸡汤、肉桂党参瘦肉汤等。

(五) 健康教育

1. 生活起居

(1)病室保持干净、安静、安全、空气清新,注意气候变化,防外感,避免接触花粉、动物皮毛、油漆、毛毯等致敏物及烟尘、异味、有害气体。

(2)发作时绝对卧床休息,取半卧位或端坐位。烦躁时,可加床栏,防跌仆损伤;缓解期适当锻炼,增强体质。

(3)在心肺康复锻炼基础上增加太极拳、八段锦等;可做腹式呼吸、缩唇呼吸和呼吸吐纳功,以提高肺活量,改善呼吸功能。

(4)寒哮、虚哮证患者的病室宜向阳温暖,注意胸背部保暖;热哮证患者的病室温度宜偏凉;痰黏稠难以咯出时,注意翻身拍背。

(5)注意加强对过敏原的识别与规避,及时检测过敏原的类别,在日常生活中规避防范。

（6）自我保健锻炼

1）按摩保健穴位,取迎香、风池、三阴交、膻中等穴。

2）足底按摩,取涌泉穴。

3）叩齿保健。

2. 情志护理

（1）进行心理疏导,耐心倾听患者的倾诉,避免不良情绪刺激。

（2）鼓励家属多陪伴患者,给予患者心理支持。

（3）介绍疾病相关知识,积极配合治疗。

（4）告知患者情志因素对疾病的影响。

3. 功能锻炼　发作期绝对卧床休息,取半卧位或端坐位。烦躁时,可加床栏,防跌仆损伤。缓解期根据个人体质及病情,选择呼吸操、太极拳、内养功、散步或慢跑等方法,适当锻炼,循序渐进,不宜剧烈运动。

耐寒锻炼宜从夏季开始,以冷水洗面、洗脚,逐渐用冷水擦洗面、颈部,每日 1~2 次,每次 5~10 分钟。1 个月后进而擦洗四肢乃至全身,并在阳光下做呼吸操。待天凉时也要坚持下去,并且早晚到室外活动。冬季视体质状况可改为温水擦洗,水温 15~20℃,每次 5~10 分钟,水温应根据天气和身体情况调整,防止受寒。

4. 定期随诊　遵医嘱定时复诊,教会患者急性发作期简单、及时的处理方法,讲解吸入剂的正确使用,并观察药物疗效和副作用。

［附］哮喘控制测试（ACT 表）

临床上,常用哮喘控制测试（asthma control test,ACT）监测和评估哮喘病情（表 5-2）。

表 5-2　哮喘控制测试（ACT 表）

问题	得分				
	1	2	3	4	5
在过去 4 周内,在工作、学习或家中,有多少时候哮喘妨碍您进行日常活动	所有时间	大多数时间	有些时候	极少时候	没有
在过去 4 周内,您有多少次呼吸困难	每天不止 1 次	每天 1 次	每周 3-6 次	每周 1-2 次	完全没有
在过去 4 周内,因为哮喘症状（喘息、咳嗽、呼吸困难、胸闷或疼痛）,您有多少次在夜间醒来或早上比平时早醒	每周 4 个晚上或更多	每周 2-3 个晚上	每周 1 次	1-2 次	没有
过去 4 周内,您有多少次使用急救药物治疗（如沙丁胺醇）	每天 3 次以上	每天 1-2 次	每周 2-3 次	每周 1 次或更少	没有
您如何评估过去 4 周内您的哮喘控制情况	没有控制	控制很差	有所控制	控制良好	完全控制

注:第 1 步:记录每个问题的得分;第 2 步:将每一题的分数相加得出总分;第 3 步（ACT 评分的意义）:评分 20-25 分,代表哮喘控制良好;16-19 分,代表哮喘控制不佳;5-15 分,代表哮喘控制很差。

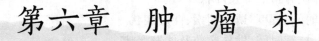
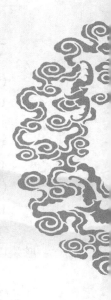

第六章 肿瘤科

第一节　肺癌(原发性支气管肺癌)中医护理规范

一、中西医病名和常见证候要点

(一) 中医病名:肺癌

肺癌是指发生于支气管黏膜上皮的恶性肿瘤,是最常见的肺部原发性恶性肿瘤。无论何种病因,皆可导致肺津失布,津聚为痰,气机不利,血行瘀阻,终致痰瘀胶结。在肺癌发病机制中,痰瘀既是邪毒侵肺、脏腑功能失调的病理产物,又是致使正气内虚、邪毒与之胶结成块的致病因素。

(二) 西医病名:原发性支气管肺癌

原发性支气管肺癌是指起源于支气管黏膜或腺体的恶性肿瘤。

(三) 常见证候要点

1. **肺脾气虚证**　久咳痰稀,胸闷气短,神疲乏力,腹胀纳呆,浮肿便溏,舌质淡苔薄,边有齿痕,脉沉细。

2. **肺阴虚证**　咳嗽气短,干咳痰少,潮热盗汗,五心烦热,口干口渴,声音嘶哑,舌赤苔少,或舌体瘦小、苔薄,脉细数。

3. **气滞血瘀证**　咳嗽气短而不爽,气促胸闷,心胸刺痛或胀痛,痞块疼痛拒按,唇暗,舌紫暗或有瘀血斑,苔薄,脉弦或涩。

4. **痰热阻肺证**　痰多咳重,痰黄黏稠,气憋胸闷,发热,纳呆,舌质红,苔厚腻或黄,脉弦滑或兼数。

5. **气阴两虚证**　干咳少痰,咳声低微,或痰少带血,颜面萎黄暗淡,唇红,神疲乏力,口干短气,纳呆,舌淡红,苔白干或无苔,脉细如丝。

二、护理方案

(一) 专科护理评估

1. 咳嗽、咳痰的时间、程度、诱发因素、伴发症状。

2. 监测呼吸、体温异常的伴发症状。

3. 咯血发作的时间、程度、诱发因素、伴发症状。

4. 疼痛的性质、持续时间、发作次数及伴发症状。

(二) 常见症状施护

1. 咳嗽 / 咳痰

(1) 观察呼吸、咳嗽状况,有无咳痰,痰液的性质、颜色、量;遵医嘱雾化吸入后观察有无咳痰以及痰液的性质、颜色、量。

(2) 保持病室空气新鲜、温度和湿度适宜,避免灰尘及刺激性气味。

(3) 咳嗽胸闷者取半卧位或半坐卧位,少说话;痰液黏稠难咯者,可变换体位。

(4) 协助翻身拍背(咯血及胸腔积液者禁翻身拍背),教会患者有效咳嗽、咳痰、深呼吸的方法。

(5) 保持口腔清洁,咳痰后予淡盐水或漱口液漱口。

(6) 耳穴贴压(耳穴埋豆):遵医嘱选择肺、气管、神门、皮质下等耳穴,隔日更换 1 次,双耳交替。

(7) 宜食健脾益气、补肺止咳食物,如山药、白果等。持续咳嗽时,可频饮温开水或薄荷叶泡水代茶饮,减轻咽喉部的刺激症状。

2. 咯血

(1) 密切观察咯血的性质、颜色、量及伴随症状,监测生命体征、尿量、皮肤弹性等,准确、及时记录。根据咯血量分为痰中带血、小量咯血(<100ml/d)、中等量咯血(100~500ml/d)、大咯血(>500ml/d 或 1 次 300~500ml)。

(2) 保持病室空气新鲜,温度、湿度适宜。

(3) 指导患者不要用力吸气、屏气、咳嗽,喉间有痰时轻轻咳出。

(4) 小量咯血者应静卧休息;大量咯血者应绝对卧床,头低脚高位,头偏向健侧,尽量少语、少翻身。

(5) 及时清除口腔积血,予淡盐水擦拭口腔。

(6) 消除恐惧、焦虑不安的情绪,禁恼怒、戒忧愁、宁心神。

(7) 小量咯血者可进食凉血养血、甘凉滋养之品,如黑木耳、茄子等;大量咯血者遵医嘱禁食。

3. 发热

(1) 注意观察体温变化及汗出情况。

(2) 保持病室凉爽,光线明亮,空气湿润。

(3) 卧床休息,限制活动量,避免劳累。

(4) 协助擦干汗液,温水清洗皮肤,及时更换内衣,切忌汗出当风。

(5)穴位按摩：遵医嘱选合谷、曲池或耳尖等穴。

(6)宜食清热生津之品，如苦瓜、冬瓜、猕猴桃、荸荠等，忌辛辣、香燥、助热动火之品。阴虚内热者，多进食滋阴润肺之品，如蜂蜜、莲藕、杏仁、银耳、梨等。协助患者多饮温开水，用漱口液漱口。

(7)加强皮肤护理，协助患者每两小时翻身，必要时给予气垫床，使用安普贴等保护受压皮肤。

(8)中药保留灌肠：遵医嘱按辨证予清热类中药煎成汤液，温度以20~25℃为宜，保留灌肠。

4. 胸痛

(1)观察疼痛的性质、部位、程度、持续时间及伴随症状，遵医嘱予止痛剂后观察用药反应。做好疼痛评分，可应用疼痛自评工具"数字评分法（NRS）"评分，记录具体分值。

(2)保持环境安静，光线柔和，色调淡雅，避免噪声及不必要的人员走动。

(3)取舒适体位，避免体位突然改变。胸痛严重者，宜采取患侧卧位。

(4)避免剧烈咳嗽，必要时用手按住胸部疼痛处，以减轻胸痛。

(5)指导患者采用放松术，如缓慢呼吸、全身肌肉放松、听舒缓音乐等。

(6)穴位贴敷：遵医嘱选择双侧肺俞、灵墟、风门等穴位进行中药贴敷。

(7)遵医嘱使用具有理气活血通络作用的中药进行贴敷。

5. 气促胸闷

(1)密切观察生命体征变化，遵医嘱给予吸氧。

(2)保持病室安静、空气新鲜、温度和湿度适宜，避免灰尘、刺激性气味。

(3)取半卧位或半坐卧位，减少说话等活动，避免不必要的体力消耗。

(4)与患者进行有效沟通，帮助其保持情绪稳定，消除紧张、焦虑等。

(5)教患者掌握缓慢的腹式呼吸方法。

(6)病情允许情况下，鼓励患者下床适量活动，以增加肺活量。

(7)遵医嘱协助胸腔穿刺抽水或胸腔药物灌注，治疗后观察患者症状、生命体征的变化，指导患者进食高热量、高营养及富含蛋白质的食物。

(8)耳穴贴压（耳穴埋豆）：遵医嘱选择肺、气管、神门、皮质下、脾、肾等耳穴。隔日更换1次，双耳交替。

（三）给药护理

1. 指导患者掌握中药汤剂及中成药的服用方法，汤剂宜浓煎，每剂100ml分上、下午服用。服药期间不宜进食辛辣刺激之品，以免影响药效。红参、西洋参宜另煎，宜上午服用。

2. 中成药适用于慢性稳定期患者，宜饭后半小时服用，以减少胃黏膜的刺激，服药期间根据治疗药物服用注意事项、禁忌，做好饮食调整。

3. 中药与西药的服药时间应间隔1~2小时。

4. 根据医嘱辨证选择适宜中药输注的静脉，用药前询问患者过敏史。

5. 静脉输液过程中加强巡视，严格遵医嘱控制液体的入量及输入速度。

（四）饮食护理

1. 基本原则　以适当热量、高维生素、富含优质蛋白的食物为宜,忌辛辣、肥腻的食物。

2. 辨证施膳

(1)肺脾气虚证:宜健脾补肺、益气化痰之食品,如:薏米芡实怀山骨头汤、山药枸杞瘦肉汤、黄芪党参粥等。

(2)肺阴虚证:宜滋阴润肺、止咳化痰之食品,如:百合猪肺汤、猪肺杏仁萝卜汤、沙参百合粥等。

(3)气滞血瘀证:宜行气活血、化瘀解毒之食品,如:桃仁川贝猪肺汤、三七瘦肉汤等。

(4)痰热阻肺证:宜清热化痰、祛湿散结之食品,如:莲子、夏枯草、陈皮、薏苡仁等。食疗方:夏枯草猪肺汤、川贝百合莲子羹等。

(5)气阴两虚证:宜益气养阴的食品,如莲子、龙眼肉、瘦肉、蛋类、鱼肉,山药、海参等。食疗方:皮蛋瘦肉粥、桂圆山药羹、党参黄芪粥。

（五）健康教育

1. 生活起居

(1)避免受凉,勿汗出当风。

(2)保证充分的休息,咯血者绝对卧床。

(3)经常做深呼吸,尽量把呼吸放慢。

(4)戒烟酒,注意避免被动吸烟。

2. 情志调理

(1)采用暗示疗法、认知疗法、移情调志法,帮助患者建立积极的情志状态。

(2)指导患者倾听五音中的商调音乐,抒发情感,缓解紧张焦虑的心态,达到调理气血阴阳的作用。

(3)指导患者进行八段锦、简化太极拳锻炼。

(4)责任护士多与患者沟通,了解其心理状态,及时予以心理疏导。

(5)鼓励家属多陪伴患者,亲朋好友给予情感支持。

(6)介绍治疗成功例子,鼓励病友间相互交流治疗体会,提高认知,增强治疗信心。

3. 功能锻炼　根据患者病情,在医护人员指导下可选择呼吸操进行功能锻炼。

4. 定时随诊　遵医嘱定时复诊,若出现气促、咯血、疼痛加剧等不适时及时就医。

第二节　肝癌（原发性肝癌）中医护理规范

一、中西医病名和常见证候要点

（一）中医病名:肝癌

肝癌是以右胁疼痛,上腹部肿块呈进行性增大,质地坚硬而拒按,形体消瘦,纳呆乏力为主症的疾病。

(二) 西医病名: 原发性肝癌

原发性肝癌指肝细胞或肝内胆管细胞发生的癌,为我国常见恶性肿瘤之一。

(三) 常见证候要点

1. **肝郁脾虚** 上腹肿块胀闷不适,消瘦乏力,倦怠短气,腹胀纳少,进食后胀甚,口干不喜饮,大便溏数,小便黄短,甚则出现腹水、黄疸、下肢浮肿,舌质胖、舌苔白,脉弦细。

2. **肝胆湿热** 头重身困,身目黄染,心烦易怒,发热口渴,口干而苦,胸脘痞闷,胁肋胀痛灼热,腹部胀满,胁下痞块,纳呆呕恶,小便短少黄赤,大便秘结或不爽,舌质红、舌苔黄腻,脉弦数或弦滑。

3. **肝热血瘀** 上腹肿块石硬,胀顶疼痛拒按,或胸胁疼痛拒按,或胸胁炽痛不适,烦热,口干唇燥,大便干结,小便黄或短赤,甚则肌肤甲错,舌质红或暗红,舌苔白厚,脉弦数或弦滑有力。

4. **脾虚湿困** 腹大胀满,神疲乏力,身重纳呆,肢重足肿,尿少,口黏不欲饮,时觉恶心,大便溏烂,舌淡,舌边有齿痕,苔厚腻,脉细弦或滑或濡。

5. **肝肾阴虚** 臌胀肢肿,蛙腹青筋,四肢柴瘦,短气喘促,唇红口干,纳呆畏食,烦躁不眠,溺短便数,甚或循衣摸床,上下血溢,舌质红绛、舌光无苔,脉细数无力,或脉如雀啄。

二、护理方案

(一) 专科护理评估

1. 胁痛的性质、程度、持续时间。

2. 腹部形态、腹围、体重、包块的部位、大小、性质以及是否活动。

3. 纳呆的程度、伴发症状。

(二) 常见症状施护

1. **胁痛**

(1) 观察疼痛的性质、部位、程度、持续时间,有无恶心、呕吐症状及强迫体位,可应用疼痛自评工具 "数字评分法 (NRS)" 评分,记录具体分值,遵医嘱予止痛剂后观察用药反应。

(2) 保持环境安静,光线柔和,色调淡雅,避免噪声及不必要的人员走动。

(3) 取舒适体位,避免体位突然改变。胁痛严重者,宜采取患侧卧位。

(4) 指导患者采用放松术,如缓慢呼吸、全身肌肉放松、听舒缓音乐等。

(5) 耳穴贴压 (耳穴埋豆): 遵医嘱选择神门、皮质下、交感等耳穴。隔日更换 1 次,双耳交替。

(6) 遵医嘱使用具有理气活血通络作用的中药进行贴敷或中药封包。

(7) 艾灸: 遵医嘱选择期门、章门等穴位。

2. **腹部肿块、腹胀**

(1) 密切观察腹部形态、腹围、体重,以及包块的部位、大小、性质、是否活动、有无压痛,准确、及时记录。

(2)腹胀伴有腹水者,应取半卧位,以减轻呼吸困难。

(3)保持床单位整洁,定时翻身,防止压疮。

(4)每日液体摄入量不超过 1 000ml,并给予低盐饮食,摄入钠每日不超过 3g。

(5)应用利尿剂时遵医嘱记录 24 小时出入量,定期测量腹围和体重,监测血压。

(6)穴位贴敷:遵医嘱选择期门、中脘、天枢等穴位中药贴敷。

3. 纳呆

(1)保持病室空气流通、清新。

(2)做好心理疏导,化解不良情绪。

(3)耳穴贴压(耳穴埋豆):遵医嘱选脾、胃、交感等耳穴。隔日更换 1 次,双耳交替。

(4)穴位按摩:遵医嘱选足三里、阳陵泉、内关、脾俞、胃俞等穴位。

(5)宜食增加肠动力的食物,如苹果、番茄、白萝卜、菠萝等,忌肥甘厚腻之品,少食多餐。

(6)指导家属安排品种多样化的饮食,并增加食物的色、香、味,以刺激食欲,满足患者的饮食习惯要求,促进主动摄食,同时提供良好的进食环境,尽可能与他人共同进餐,以调整心情,促进食欲。

4. 恶心呕吐

(1)保持病室整洁,光线色调柔和,无异味刺激。

(2)遵医嘱及时、准确给予止吐药物,必要时记录出入量。

(3)保持口腔及床单位清洁,协助患者用淡盐水或漱口水漱口。

(4)体质虚弱或神志不清者呕吐时应将头偏向一侧,以免呕吐物误入气管,引起窒息。

(5)选择易消化的食物,如蔬菜、水果、山药、小米、百合等;少食多餐,每天 4~6 餐;避免进食易产气、油腻或辛辣的食物;呕吐后不要立即进食,休息片刻后进清淡的流食或半流食;频繁呕吐时,宜进食水果和富含电解质的饮料,以补充水分和钾离子。

(6)因呕吐不能进食或服药者,可在进食或服药前先滴姜汁数滴于舌面,稍等片刻再进食,以缓解呕吐。

(7)指导患者采用放松术,如聆听舒缓的音乐、做渐进式的肌肉放松等。

(8)耳穴贴压(耳穴埋豆):遵医嘱选择脾、胃、神门等耳穴。隔日更换 1 次,双耳交替。

(9)穴位按摩:遵医嘱选择合谷、内关等穴位。

(10)艾灸:遵医嘱选择胃脘、神阙等穴位。

(三)给药护理

1. 中药口服给药

(1)根据辨证施护指导中药汤剂及中成药服用方法,汤剂宜浓煎,每剂 100ml 分上、下午服用。服药期间不宜进食辛辣刺激之品,以免影响药效。红参、西洋参宜另煎,宜上午服用。

(2)中成药适用于慢性稳定期患者,宜饭后半小时服用,以减少胃黏膜的刺激,服药期间根据治疗药物服用注意事项、禁忌,做好饮食调整。

2. 注射给药

(1)根据医嘱辨证选择适宜中药输注的静脉。用药前询问患者过敏史。

(2) 输液过程加强巡视,严格遵医嘱控制液体的入量及输入速度。

(3) 多烯磷脂酰胆碱注射液:宜缓慢静脉推注及静脉滴注,注意滴数。

(4) 门冬氨酸鸟氨酸:宜缓慢静脉滴注,控制滴数不超过 40 滴/min。

(四) 饮食护理

1. **基本原则** 以低盐、低脂、富含维生素的食物为宜,宜少量多餐。

2. **辨证施膳**

(1) 肝郁脾虚:宜进食健脾益气,疏肝软坚之食品,如:海带薏米瘦肉汤、白花蛇舌草瘦肉汤、山药佛手瘦肉汤等。

(2) 肝胆湿热:宜进食清热利湿,凉血解毒之食品,如:绵茵陈鲫鱼汤、土茯苓薏米骨头汤等。

(3) 肝热血瘀:宜进食清肝凉血,解毒祛瘀之食品,如夏枯草田七鸡汤、仙鹤草瘦肉汤等。

(4) 脾虚湿困:宜进食健脾益气,利湿解毒之食品,如:山药薏仁瘦肉汤、赤小豆山药粥等。

(5) 肝肾阴虚:宜清热养阴,软坚散结之食品,如:生地龙牡瘦肉汤、海参黑豆汤等。

(五) 健康指导

1. **生活起居**

(1) 避免受凉,勿汗出当风。

(2) 保证充分的休息,呕血者卧床休息。

(3) 注意个人卫生,勤剪指甲,防止抓破皮肤造成感染。

(4) 戒烟酒,注意避免被动吸烟。

(5) 水肿轻者限制活动,重者卧床休息,并抬高患肢。

(6) 指导患者注意跌倒防范的措施。

2. **情志护理**

(1) 采用暗示疗法、认知疗法、移情调志法,帮助患者建立积极的情志状态。

(2) 指导患者倾听五音中的角调式音乐,抒发情感,缓解紧张焦虑的心态,达到调理气血阴阳的作用。

(3) 责任护士多与患者沟通,了解其心理状态,及时予以心理疏导。

(4) 要尊重患者的权利,进行任何检查和治疗时须讲清目的和副反应,以取得患者的积极配合。

(5) 鼓励家属多陪伴患者,亲朋好友给予情感支持。同时,应注意照顾患者家属的情绪,家属的不良情绪可影响患者,给予家属一定的心理支持。

(6) 鼓励病友间相互交流治疗体会,提高认知,增强治疗信心。

3. **功能锻炼** 根据患者病情,在医护人员指导下可适当进行简化太极拳锻炼。

4. **定期随诊** 遵医嘱定时复诊,若出现剧烈胁痛、腹部肿块、腹胀等不适时及时就医。

第三节 肠癌(结直肠癌)中医护理规范

一、中西医病名和常见证候要点

(一)中医病名:肠癌

肠癌是指由于正虚感邪、内伤饮食及情志失调引起的,以湿热、瘀毒蕴结于肠道,传导失司为基本病机,以排便习惯与粪便性状改变,腹痛,肛门坠痛,里急后重,甚至腹内结块,消瘦为主要临床表现的一种恶性疾病。

(二)西医病名:结直肠癌

结直肠癌是指包括自盲肠至直肠的整个肠段的癌肿,是黏膜上皮起源的恶性肿瘤,包括乙状结肠癌、直肠癌、升结肠癌、盲肠癌、降结肠癌、横结肠癌以及肝曲和脾曲部位的癌肿。

(三)常见证候要点

1. **脾肾阳虚证** 腹胀,腹部隐痛,久泻不止,大便夹血,血色暗淡,或腹部肿块,面色萎黄,四肢不温。舌质淡胖,苔薄白,脉沉细或沉迟。

2. **肝肾阴虚证** 腹胀痛,大便形状细扁,或带黏液脓血或便干,腰膝酸软,失眠,口干咽燥,烦躁易怒,头昏耳鸣,口苦,胁肋胀痛,五心烦热。舌红少苔,脉细数。

3. **气血两亏证** 体瘦腹满,面色苍白,肌肤甲错,食少乏力、神疲乏力,头昏心悸。舌质淡,苔薄白,脉细弱。

4. **痰湿内停证** 里急后重,大便脓血,腹部阵痛。舌质红或紫暗,苔腻,脉滑。

5. **瘀毒内结证** 面色暗滞,腹痛固定不移,大便脓血,血色紫暗,口唇暗紫,或舌有瘀斑,或脉涩,或固定痛处。

二、护理方案

(一)专科护理评估

1. 排便习惯改变及腹部包块情况。

2. 大便性状改变及伴随症状。

3. 腹痛的性质、程度、持续时间以及伴发的症状。

(二)常见症状施护

1. 腹胀

(1)观察腹胀的部位、性质、程度、时间、诱发因素及伴随症状。

(2)腹胀伴有腹水者,应取半卧位,以减轻呼吸困难。

(3)保持床单位整洁,定时翻身,防止压疮。

(4)每日液体摄入量不超过1 000ml,并给予低盐饮食。

(5)应用利尿剂时遵医嘱记录24小时出入量,定期测量腹围和体重。

(6)中药保留灌肠：遵医嘱按辨证予通腑排气类中药煎成汤液保留灌肠；或遵医嘱予肛管排气。

(7)艾灸：遵医嘱选神阙、关元、中脘等穴位。

(8)穴位贴敷：遵医嘱选神阙、关元等穴位，4~6 小时更换，每天 1~2 次。

2. 腹痛

(1)评估疼痛的部位、性质、程度、持续时间、二便及伴随症状，做好疼痛评分，可应用疼痛自评工具"数字评分法（NRS）"评分，记录具体分值。如出现腹痛剧烈、痛处拒按、冷汗淋漓、四肢不温、呕吐不止等症状，立即报告医师并协助其处理。

(2)协助患者取舒适体位，避免体位突然改变。胁痛严重者，宜采取患侧卧位。

(3)穴位注射：遵医嘱取双侧足三里穴。

(4)指导患者采用放松术，如：缓慢呼吸、全身肌肉放松、听舒缓音乐等。

(5)保持环境安静、光线柔和、色调淡雅，避免噪声及不必要的人员走动。

(6)穴位贴敷：遵医嘱予中药贴敷于疼痛处或循经取穴。

3. 腹泻

(1)观察排便的次数、量、性质及有无里急后重感，有无诱发因素。

(2)注意腹部保暖。

(3)给予少渣、低脂饮食、易消化、低纤维素的流食或半流食，避免生冷、刺激性食物。嘱患者多饮水以防频繁腹泻引起的脱水。

(4)排便频繁者，应注意保护肛周皮肤，嘱患者便后使用软纸擦拭，每日用温水清洗肛门。

(5)艾灸：遵医嘱取关元、气海等穴位。

4. 黏液血便

(1)观察大便的性质、出血程度、排便时间。大便次数多时，保持肛周皮肤清洁。

(2)及时发现出血征象如腹痛、黑便、血便、尿量减少、皮肤湿冷、血象改变等，配合医生使用药物止血，补充血容量，嘱禁食。

(3)应避免进食含丰富纤维的蔬菜、多脂肪的肉及鱼、咖啡和酒。

5. 贫血、消瘦、乏力

(1)给予高蛋白、高热量、富含维生素、易消化饮食。

(2)按医嘱予胃肠内营养或补充液体和电解质，维持正常液体平衡。

(3)必要时可静脉营养以保证热量的摄入。

(4)出血或贫血严重时，按医嘱予以输全血或成分血。

(5)嘱患者多卧床休息或减少活动，以减少体力消耗，必要时予吸氧。

(6)监测体重、血红蛋白、清蛋白等指标，观察皮肤、黏膜温湿度及弹性。

6. 便秘

(1)观察排便次数、量、大便的性质。

(2)餐后 1~2 小时，以肚脐为中心按顺时针方向做腹部按摩，促进肠蠕动。

(3)进食富含膳食纤维的食物，如蔬菜、菱藕、粗粮等，适当增加液体的摄入。一旦出现肠梗阻,给予禁食水、口服蓖麻油、持续胃肠减压、静脉营养支持治疗,予中药保留灌肠,必要时行外科手术治疗。

(4)艾灸:遵医嘱取关元、神阙、气海、足三里、上巨虚、下巨虚等穴位。

(5)指导患者正确使用缓泻剂。

(6)中药保留灌肠:遵医嘱按辨证予通便类中药煎成汤液保留灌肠。

(三) 给药护理

1. 根据医师诊疗要求,辨证施护指导中药汤剂及中成药服用方法,汤剂宜浓煎,每剂100ml 分上、下午服用。服药期间不宜进食辛辣刺激之品,以免影响药效。红参、西洋参宜另煎,宜上午服用。

2. 中药与西药的服药时间应间隔 1~2 小时。

3. 中成药适用于慢性稳定期患者,宜饭后半小时服用,以减少胃黏膜的刺激,服药期间根据治疗药物服用注意事项、禁忌,做好饮食调整。

4. 输液过程中加强巡视,严格遵医嘱控制液体的入量及输入速度。

5. 鸦胆子油乳注射液:静脉输液速度不超过 50 滴 /min。

6. 康艾注射液:急性心衰、急性肺水肿,对人参、黄芪过敏者禁用。

(四) 饮食护理

1. **基本原则**　以清淡、易消化、富含维生素的食物为宜,忌食辛辣、肥腻和粗纤维丰富的食物。急性腹痛患者诊断未明确时应暂禁食;腹泻患者宜食健脾养胃及健脾利湿的食品,如胡萝卜、薏苡仁等。严重腹泻者适量饮淡盐水。

2. **辨证施膳**

(1)脾肾阳虚证:宜食温阳健脾的食品,如山药、龙眼肉、大枣、南瓜等。忌生冷瓜果、寒凉食品。食疗方:桂圆大枣粥。

(2)肝肾阴虚证:宜食滋阴补肝肾的食品,如芝麻、银耳、胡萝卜、桑椹等。忌温热之品。食疗方:银耳羹。

(3)气血两亏证:宜食益气养血的食品,如大枣、龙眼肉、莲子、鸡蛋等。食疗方:桂圆莲子汤。

(4)痰湿内停证:宜食化痰利湿的食品,如白萝卜、莲子、薏苡仁、赤小豆、等。忌大温大热之品。食疗方:赤小豆苡仁粥。

(5)瘀毒内结证:宜食化瘀软坚的食品,如桃仁、紫菜、苋菜、油菜等。禁食酸敛类果品,如柿子、杨梅、石榴等。食疗方:桃仁紫菜汤。

(五) 健康教育

1. **生活起居**

(1)保持乐观、积极、向上的生活态度。

(2)保证充足的睡眠和休息,防止感冒。

(3)长期卧床患者做好口腔和皮肤护理。

2. **情志护理**

(1)多与患者沟通,及时予以心理疏导。

（2）鼓励家属多陪伴患者，亲朋好友给予情感支持。

（3）指导患者采用暗示疗法、认知疗法、移情调志法，建立积极的情志状态。

（4）要尊重患者的权利，进行任何检查和治疗时必须讲清楚目的和副反应，以取得患者的积极配合。

（5）人工造瘘患者自我形象紊乱突出，帮助患者重新认识自我并鼓励其参加社会活动。

3. **功能锻炼** 根据患者病情，在医师指导下可适当进行八段锦、简化太极拳锻炼。

4. **定期复诊** 遵医嘱定期复诊，若出现腹痛明显、腹泻、排便习惯改变等不适及时随诊。

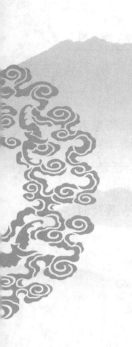

第七章　针灸康复科

第一节　中风（脑卒中）恢复期中医护理规范

一、中西医病名和常见证候要点

（一）中医病名：中风

本病因素体痰热内盛、阴虚阳亢或气血亏虚，遇饮食、情志、劳倦等诱因所致，以突然昏仆、不省人事、口舌歪斜、半身不遂、语言謇涩或仅见口舌歪斜为主要临床表现，发病 2 周至 1 年为恢复期。本病病位在脑，涉及肝肾。

（二）西医病名：脑卒中

脑卒中是指由于脑部血管发生病变或者全身血液循环紊乱引起的脑循环功能障碍，包括：出血性脑卒中，如脑出血及蛛网膜下腔出血；缺血性脑卒中，如短暂性脑缺血发作、动脉粥样硬化性血栓性脑梗死、脑栓塞及腔隙性脑梗死等。临床常见类型有：

1. **短暂性脑缺血发作**　为颅内血管病变引起的一过性、可逆性、局灶性的神经功能缺失。以反复发作的短暂性失语、瘫痪或感觉障碍为特点。

2. **脑梗死**　又称缺血性脑卒中，由于各种原因引起的局部脑组织因血液循环障碍，发生不可逆损害，导致脑组织缺血缺氧性坏死。常见的症状有肢体偏瘫、失语、头晕、头痛、恶心、呕吐、昏迷、饮水呛咳、吞咽困难、感觉减退和大小便失禁等。

3. **脑出血**　又称脑溢血，是指非外伤性脑实质内血管破裂引起的出血，原发于脑内动脉、静脉和毛细血管的病变出血，以动脉出血多见，也称自发性脑出血。主要表现为意识障碍、肢体偏瘫、失语等神经系统的损害。

4. **蛛网膜下腔出血**　是颅内血管破裂后，血液流入蛛网膜下腔引起相应临床症状的一种脑卒中。主要表现为起病急骤，发生剧烈头痛、呕吐、意识障碍、脑膜刺激征和血性脑脊液。

（三）常见证候要点

1. **痰瘀阻络证**　半身不遂,口舌歪斜,舌强语謇,偏身麻木,甚则神昏、昏愦,舌暗,苔白腻,舌底脉络可见瘀斑,脉弦涩。

2. **痰热内阻证**　半身不遂,口干、口臭,甚则躁动不安,舌红,苔黄腻,脉弦数。

3. **风痰阻窍证**　口眼歪斜,舌强语謇或失语,半身不遂,肢体麻木,甚则神昏。舌暗紫,苔滑腻,脉弦滑。

4. **肝阳上亢证**　半身不遂,口眼歪斜,甚则神昏,头痛头胀,耳鸣目眩,失眠,舌红,苔黄,脉弦。

5. **肝风内动证**　眩晕、头痛、耳鸣、口眼歪斜,甚则昏仆失语、不知人事,或手足麻木、震颤、偏瘫,或为抽搐、瘛疭,舌红绛、干燥,脉弦数。

6. **肝肾亏虚证**　半身不遂,患肢僵硬,拘挛变形,舌强不语,或偏瘫,肢体肌肉萎缩,舌红,脉细,或舌淡红,脉沉细。

7. **气血亏虚证**　中风日久,面色苍白,形羸自汗,肌肤不仁,舌质暗,舌底有瘀斑瘀点,脉沉细。

8. **气虚血瘀证**　肢体偏枯不用,肢软无力,面色萎黄,舌质淡紫或有瘀斑,苔薄白,脉细涩或细弱。

二、护理方案

（一）专科护理评估

1. 神志、意识、瞳孔、认知能力、语言表达情况。
2. 肌力、肌张力、肢体活动、生活自理能力。
3. 吞咽功能、饮食、睡眠、排泄等情况。
4. 皮肤情况、跌倒风险、压疮风险、走失危险。
5. 发病经过、病史、生活习惯情况。

（二）常见症状施护

1. **半身不遂**

（1）观察四肢肌力、肌张力、关节活动度和肢体活动的变化。

（2）根据疾病不同阶段,指导协助患者良肢位摆放、肌肉收缩及关节运动,减少或减轻肌肉挛缩及关节畸形。

（3）尽早指导患者进行床上的主动性活动训练,包括翻身、床上移动、床边坐起、桥式运动等。如患者不能做主动活动,则应尽早进行各关节被动活动训练。

（4）做好各项基础护理,满足患者生活所需。

（5）根据证型开具相应的中药方剂,熬成汤剂,涂抹于患处或用纱布湿敷于患处,每天1次,10天为1个疗程,注意保暖。

（6）拔罐:遵医嘱取上肢曲池、外关、阿是穴等穴,下肢足三里、上巨虚、下巨虚、丰隆等穴,留罐5~10分钟,每日1次。

（7）艾灸治疗:遵医嘱上肢取曲池、内关、外关、合谷及阿是穴等穴,下肢取内外膝眼、足三里、上巨虚、下巨虚、承山、三阴交、昆仑、太溪、照海等穴。

（8）中药热熨：遵医嘱上肢取曲池、内关、外关、合谷及阿是穴等穴，下肢取内外膝眼、血海、足三里、上巨虚、下巨虚、承山、三阴交、昆仑、太溪、照海等穴。将中药五子散装入药袋混合均匀，微波加热至温度≥70℃，放于患处相应的穴位上适时来回或旋转药熨15~30分钟，每日1~2次。

2. 舌强语謇

（1）建立护患交流板，与患者进行良好沟通，从患者手势及表情中理解其需要，可与患者共同协调设定一种表达需求的方法。无法用手势及语言表达的患者可利用物品或自制卡片，对于无书写障碍的失语患者可借助文字书写的方式来表达患者及亲属双方的要求。

（2）训练有关发音肌肉，先做简单的张口、伸舌、露齿、鼓腮动作，再进行软腭提高训练，再做舌部训练，还有唇部训练，指导患者反复进行抿嘴、撅嘴、叩齿等动作。配合按、揉、搓、弹、捏等手法促进肌肉功能康复。

（3）利用口形及声音训练，采用"示教—模仿方法"，即训练者先做好口形与发音示范，然后指导患者通过镜子观察自己发音的口形，来纠正发音错误。

（4）进行字、词、句训练，单音训练1周后逐步训练患者"单词—词组—短句"发音，从简单的单词开始，然后再说短句；阅读训练及书写训练，经过1~2周时间训练，掌握一般词组、短句后即能接受跟读或阅读短文的训练。

（5）对家属进行健康宣教，共同参与语言康复训练。

3. 吞咽困难

（1）对轻度吞咽障碍患者以摄食训练和体位训练为主。

（2）对中度、重度吞咽障碍患者采用间接训练为主，主要包括：增强口面部肌群运动、舌体运动和下颌骨的张合运动；咽部冷刺激；空吞咽训练；呼吸功能训练等。

（3）有吸入性肺炎风险患者，给予鼻饲饮食。

4. 便秘

（1）气虚血瘀证患者大多为慢传输型便秘，可教会患者或家属用双手沿脐周按顺时针方向按摩，每次20~30周，每日2~3次，促进肠蠕动。

（2）鼓励患者多饮水，每天在1 500ml以上；养成每日清晨定时排便的习惯，克服长时间如厕、忌努挣。

（3）饮食以粗纤维为主，多吃增加胃肠蠕动的食物，如黑芝麻、蔬菜、瓜果等；多饮水，戒烟酒。

（4）穴位按摩：遵医嘱取胃俞、脾俞、内关、足三里、中脘、关元等穴，用揉法。

（5）耳穴贴压（耳穴埋豆）：遵医嘱取大肠、直肠、三焦、脾、小肠等耳穴。

（6）艾条灸：遵医嘱取脾俞、气海、太白、三阴交、足三里等穴。

（7）必要时遵医嘱番泻叶泡水顿服。

5. 二便失禁

（1）观察排便次数、量、大便性状及有无里急后重感；尿液的色、质、量，有无尿频、尿急、尿痛感。

(2)保持会阴部皮肤清洁干燥,如留置导尿,做好留置导尿护理。

(3)宜食健脾养胃益肾的食物,如山药、薏苡仁、小米、木瓜、南瓜、胡萝卜等。

(4)艾条灸:遵医嘱取神阙、气海、关元、百会、三阴交、足三里等穴。

(5)耳穴贴压(耳穴埋豆):遵医嘱取大肠、小肠、胃、脾、交感、神门等耳穴。

(6)穴位按摩:遵医嘱取肾俞、八髎、足三里、天枢等穴。

(三)给药护理

1. 中药与西药的服药时间应间隔 1~2 小时。

2. 服中药后避免受风寒,汗出后用干毛巾擦干。

3. 服药后观察患者病情的逆顺变化。

4. 服降压药、脱水药时,应观察血压变化,防止头晕,注意安全。

5. **内服丸剂**　如华佗再造丸,服药期间有燥热感,可用白菊花蜜糖水送服,或减半服用,必要时暂停服用 1~2 天。服安宫牛黄丸期间饮食宜清淡,忌食辛辣油腻之品,以免助火生痰。

6. **内服颗粒**　如服用脑康颗粒、健脑宁神颗粒期间忌烟、酒及辛辣、油腻食物,低血压者慎服。

7. **注射给药**　如丹参类注射剂、灯盏细辛注射液等中药制剂。如注射液含芳香走窜药物,开启后立即使用,防止挥发;脑水肿患者静脉滴注中药制剂时不宜过快,一般不超过30~40 滴 /min 为宜。

(四)饮食护理

1. **基本原则**　以清淡、少油、低糖、易消化、富含营养的食品以及新鲜蔬菜水果为宜,忌肥腻、辛辣刺激之品。昏迷和吞咽困难者,可采用鼻饲,以保持营养供给。

2. **辨证施膳**

(1)痰瘀阻络证:宜进食理气化痰之品,如玉米粉粥、蘑菇、萝卜、兔肉、藕、黑大豆、山楂、豆腐、紫菜等。

(2)痰热内阻证:宜进食清热化痰、醒神开窍之品,如荷叶菖蒲饮等。

(3)风痰阻窍证:宜进食祛湿化痰利窍之品,如半夏菖蒲苡米粥、菖蒲郁金赤豆饮。

(4)肝阳上亢证:宜进食平肝息风、清热活血、补益肝肾之品,如天麻、绿豆汤、荷叶汤、黑豆等。

(5)肝风内动证:宜进食镇肝息风、滋阴潜阳之品,如小米、蔬菜、核桃、大枣等。

(6)肝肾亏虚证:宜进食滋养肝肾的食品,如芹菜黄瓜汁、清蒸鱼等。食疗方:百合莲子薏仁粥。

(7)气血亏虚证:宜进食开胃健脾、益气养血,富于营养,易于消化及血肉有情之品为主。如蛋类、瘦肉、猪肝、猪血、黑芝麻、大枣、山药、黄芪粥、党参粥、苡米粥、莲子红枣粥等健脾益气养血之品,宜少量多餐,忌食生冷。

(8)气虚血瘀证:宜进食益气活血的食物,如山楂。食疗方:大枣滋补粥(大枣、枸杞子、瘦猪肉)。

(五)健康指导

1. **生活起居**

(1)调摄情志,树立信心,起居有常,不妄作劳,戒烟酒,慎避外邪。

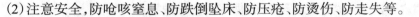

（2）注意安全，防呛咳窒息、防跌倒坠床、防压疮、防烫伤、防走失等。

2. 情志护理

（1）中风患者多为心火暴盛，应耐心做好情志护理。解除患者的恐惧、急躁等情绪，避免不良刺激。

（2）对神志清醒患者及家属进行精神安慰，使其消除紧张、恐惧、焦虑等不良情绪，积极治疗。

（3）语言疏导法。运用语言，鼓励病友间多沟通、多交流。鼓励家属多陪伴患者，家庭温暖是疏导患者情志的重要方法。

（4）移情易志法。通过戏娱、音乐等手段或设法培养患者某种兴趣、爱好，以分散患者注意力，调节其心境情志，使之闲情逸致。

3. 功能锻炼

（1）良肢位的摆放　见本书第二章第一节。

（2）体位变更方法

1）仰卧位转成侧卧位：患者双下肢屈髋、屈膝，用健手握住患手，双上肢前屈 90°，头转向翻身一侧，用健肢带动患肢来回摆动 2~3 次，借助惯性翻向患侧或健侧。

2）仰卧位横向床上移动（以健侧为例）：将健侧下肢伸直插入患侧小腿下，一同向健侧移动；抽出健侧下肢并屈髋、屈膝，抬起臀部移向健侧；再以头部和臀部为支点，将躯干向健侧移动。

3）纵向床上移动（以向上移动为例）：健侧下肢屈髋、屈膝，稍屈肘，以足、肘为支点，抬起臀部向上移动身体。

4）从健侧翻身坐起：用健手握住患手，双下肢屈髋、屈膝或将健足插到患侧小腿后面，双上肢摆动，翻成健侧卧位；用健手拉患手至枕头前，用健足将患侧小腿移到床沿外，使双侧小腿都离开床面；健侧上肢屈肘，前臂旋前，用肘及手部支撑身体坐起；调整坐位姿势，将患手放在大腿上，足与地面接触。

（3）功能锻炼方法

1）防止肩关节僵硬：平卧于床上，两手相握，肘部保持伸直，以健侧手牵拉患侧肢体向上伸展，越过头顶，直至双手能触及床面。

2）防止前臂伸肌挛缩：仰卧，屈膝，两手互握，环抱双膝，臀部稍用力伸展，使双肘受牵拉而伸直，臂也受牵拉伸展，重复做这样的动作，也可以只屈患侧腿，另一腿平置于床上。

3）保持前臂旋转：坐在桌旁，两手掌心相对，手指互握，手臂伸直，身体略向患侧倾斜，以健侧手推动患侧手外旋，直至大拇指能触及桌面。反复锻炼，逐渐过渡到两手手指伸直对合，健侧手指能使患侧大拇指接触桌面。

4）保持手腕背屈：双肘支撑于桌面，双手互握，置于前方，健侧手用力按压患侧手，使患侧手腕充分背屈。

5）防止腕、指、肘屈肌挛缩：站立于桌前，双手掌对合，手指交叉互握，将掌心向下支撑于桌面，然后伸直手臂，将身体重心施加于上，使手腕充分背屈，屈肌群受到牵拉伸展；或坐于椅上，用健侧手帮助患侧手腕背屈，掌心置于椅面，并将蜷曲的患指逐一伸直，然后以健侧手保持患肢伸直，稍倾斜身体，将体重施加于患肢。

4. **定期复诊** 遵医嘱定时复诊,若出现头痛、呕吐、血压升高、肢体麻木及乏力加重等不适时及时就医。

第二节 腰痹(腰椎间盘突出症)中医护理规范

一、中西医病名和常见证候要点

(一)中医病名:腰痹

腰痹是指因外伤、劳损、肾气不足、精气衰微、筋脉失养,风、寒、湿、热之邪流注经络,使经络困阻,气滞血瘀而导致的以腰痛为主要临床表现的疾病。《诸病源候论·腰脚疼痛候》指出:"肾气不足,受风邪之所为也。劳伤则肾虚,虚则受于风冷,风冷与真气交争,故腰脚疼痛。"本病可由外伤引起,因咳嗽加重,表现为腰痛合并下肢痛。

(二)西医病名:腰椎间盘突出症

反复腰骶部疼痛伴一侧(双侧)下肢牵拉痛,甚则患肢乏力。腰部活动受限,病变腰椎棘突、棘间、椎旁常有压痛,甚可触及条索状硬结,可有患侧肌肉萎缩或肌力减退,直腿抬高试验阳性和/或加强试验阳性,甚则出现皮肤感觉、肌力、腱反射的改变。X线腰椎正侧位片提示脊柱侧凸或腰椎生理性前凸消失;腰椎 CT/MR 提示有椎间盘突出。

(三)常见证候要点

1. **气滞血瘀型** 腰腿痛如刺,痛有定处,日轻夜重,痛处拒按;腰部板硬,俯仰旋转受限;舌质暗紫,或有瘀斑,脉弦紧或涩。

2. **寒湿阻络型** 腰腿冷痛重着,转侧不利,静卧痛不减,受寒及阴雨加重;肢体发凉,四肢不温;舌质淡,苔白或腻,脉沉紧或濡缓。

3. **湿热痹阻型** 腰部酸楚重着疼痛,痛处伴有热感,恶热口渴,小便短赤;遇热或雨天痛增,活动后痛减。苔黄腻,脉濡数或弦数。

4. **痰瘀阻络型** 腰部疼痛拒按,腰重若坠,腰部或四肢麻木不仁;活动受限,纳呆;舌暗红,苔厚腻,脉弦滑。

5. **肝肾不足型** 腰酸痛,腿膝乏力,劳累更甚,卧则减轻;咽干口渴,面色潮红;舌红少苔,脉弦细数。

二、护理方案

(一)专科护理评估

1. 评估腰部疼痛的诱因、性质。

2. 评估下肢感觉与肢体麻木的部位、程度以及伴随的症状。

3. 评估患者双下肢肌力及步态情况。

4. 评估腰部运动功能情况。

（二）常见症状施护

1. 腰腿疼痛

（1）体位护理：急性期严格卧床休息，卧硬板床，保持脊柱平直。恢复期，3周后下床活动时佩戴腰围加以保护和支撑，注意起床姿势，宜先行翻身侧卧，再用手臂支撑用力后缓缓起床，忌腰部用力，避免体位的突然改变。3个月内不能弯腰，下床时给予腰围制动，以预防脊柱扭曲。

（2）做好腰部、腿部保暖，防止受凉。

（3）指导患者按摩肢体压痛点，以缓解疼痛。

（4）教会患者放松的技巧，如：缓慢呼吸、全身肌肉放松、听音乐等。

（5）给予骨盆牵引，牵引重量是患者体重的 1/3~1/2，也可根据患者的耐受度进行牵引重量调节。

（6）中药封包：遵医嘱采用侧柏叶、大黄、黄柏、薄荷、泽兰、延胡索加蜂蜜调制成药膏贴敷患处。

（7）中药热奄包：依据临床辨证遵医嘱予以中药制剂五子散（吴茱萸、菟丝子、白芥子、莱菔子、苏子），经微波炉加热后，在患侧肢体或病变部位进行热熨，每日 1 次或 2 次，2 周为 1 个疗程。

（8）拔罐：寒湿阻络、湿热痹阻型遵医嘱予患处拔火罐治疗。

（9）耳穴贴压（耳穴埋豆）：遵医嘱取神门、交感、皮质下、肝、肾等耳穴，采用按、压、揉、捻、捏等手法按摩或耳穴压豆，每日按压 3~4 次，每次 5 分钟左右，至耳郭有胀痛感为度，留置时间为 24~36 小时，隔日 1 次，6 次为 1 个疗程。

2. 肢体麻木

（1）协助患者按摩拍打麻木肢体，力度适中，提高患者舒适度，并询问感受。

（2）急性期（2 周）后开始进行腰背肌锻炼，并佩戴腰围下地活动，根据患者的年龄、体力状况不同，逐渐由简及繁、由轻渐重。腰背肌主动功能锻炼有：五点式、四点式、三点式、飞燕式。

（3）麻木肢体做好保暖，指导患者进行双下肢关节屈伸运动，促进血液循环。

（4）中药药熨：依据临床辨证遵医嘱予以中药制剂如五子散，在患侧肢体或病变部位进行热熨，每日 1~2 次，2 周为 1 个疗程。

（5）中药熏洗：遵医嘱予采用大黄、桂枝、透骨草、川乌、草乌、薄荷等中药，加工成粉，热水冲泡或煎成药汤，趁温热进行局部擦洗，每日 1~2 次。

（6）艾灸：遵医嘱取肾俞、膀胱俞、阳陵泉、足三里等穴，使用温灸法，每日 1~2 次，注意防止皮肤烫伤。

3. 下肢活动受限

（1）对肌力下降及步态不稳者，做好安全防护措施，防止跌倒及其他意外事件发生。

（2）做好健康教育，告知患者起床活动的注意事项，使用辅助工具行走。

（3）卧床期间或活动困难患者，指导患者进行四肢关节主动运动及腰背肌运动，提高肌肉强度和耐力。

（4）保持病室环境安全，物品放置有序，协助患者料理个人生活。

(5)艾灸：遵医嘱取内关、尺泽、风市、足三里等穴。

(6)中药药熨：依据临床辨证遵医嘱予以中药制剂如五子散，在患侧肢体或病变部位进行热熨，每日1~2次，2周为1个疗程。

(7)中药熏洗：遵医嘱采用行气活血类中药加工成粉，用热水冲泡或煎成药汤，趁温热进行局部擦洗，每日1~2次。

(8)穴位贴敷：遵医嘱采用细辛、附子、干姜等药物调制成中药药膏贴敷于肾俞、膀胱俞、阳陵泉、足三里等穴。疗程：每天1次，7次为1个疗程。一般进行2~3个疗程。

4. 心烦失眠

(1)加强与患者的沟通，指导患者正确面对疾病，避免七情所伤。

(2)指导患者建立良好的睡眠习惯，睡前避免饮用兴奋性饮料。

(3)对易心烦焦虑者，介绍疾病有关知识及治疗成功的经验，以增强其信心。

(4)穴位按摩：遵医嘱睡前予开天门、捏脊、按摩足底涌泉穴等。

(5)耳穴贴压(耳穴埋豆)：遵医嘱取神门、肾上腺、腰椎、内分泌等耳穴，采用按、压、揉、捻、捏等手法按摩。

(三) 给药护理

1. 中药与西药的服用时间间隔30分钟左右。

2. 中药注射剂应单独使用，与西药注射剂合用时须前后用生理盐水做间隔液，并注意禁忌证及观察用药反应。

3. **外用中药**　痹痛液外涂(祛风除湿、温阳散寒、通络止痛)，适用于关节痹痛、肢体麻木。涂药次数视病情而定，涂药后观察局部皮肤情况，如有皮疹、奇痒或局部肿胀等过敏现象时，应立即停止用药，并将药物拭净或清洗，遵医嘱内服或外用抗过敏药物。

(四) 饮食护理

1. **基本原则**　以低盐、低脂、高钙的食物为宜，忌辛温燥腻之品。

2. **辨证施膳**

(1)气滞血瘀证：宜活血祛瘀、健脾胃之品，如山斑鱼片粥、黑木耳、金针菇、田七煲田鸡、莲子芡实粥等。忌食辛辣、燥热、肥腻等动火留邪之品。

(2)寒湿阻络证：宜温性祛湿之品，如当归红枣煲羊肉、白花蛇煲去皮鸡，或适量饮蛇酒、五加皮酒，忌生冷、寒凉之品。

(3)湿热痹阻证：宜清热祛湿、疏利之品，如丝瓜、绿豆、冬瓜等，忌辛辣、燥热、肥腻之品。

(4)痰瘀阻络证：宜化痰除湿、通络止痛之品，如萝卜、山楂、豆腐、紫菜、藕等。药膳可选用九龙根炖肉、地龙桃花饼、北芪炖南蛇肉、半夏白术天麻合桃红煲瘦肉汤。

(5)肝肾不足证：宜温补肝肾、壮筋骨之品，如附子干姜煲羊肉、杜仲煲猪肾、塘虱鱼煲黑皮青豆汤等。平时可食用黑芝麻、核桃肉捣烂调蜂蜜服，或食用黄芪杞子炖乳鸽，苁蓉羊肾粥等，忌食辛辣、肥腻、生冷之品。

(五) 健康教育

1. **生活起居**

(1)急性期患者以卧床为主，采取舒适体位。下床活动时戴腰围加以保护和支撑，不宜久坐。

(2)做好腰部保护,腰部不可过度负重,取物时应避免大幅度弯腰和旋转,防止腰部受到外伤,告知患者捡拾地上的物品时宜双腿下蹲腰部挺直,动作要缓。

(3)指导患者在日常生活与工作中,注意对腰部的保健,提倡坐硬板凳,宜卧硬板床。工作时要做到腰部姿势正确,劳逸结合,防止过度疲劳,同时还要防止寒冷等不良因素的刺激。

(4)指导患者掌握正确咳嗽、打喷嚏的方法,注意保护腰部,避免二次伤害。避免在腰椎侧弯及扭转时突然用力,不能避免时也应先做热身运动,以增强脊柱抗负荷能力,避免诱发和加重疼痛。

(5)指导患者不宜穿高跟鞋,因高跟鞋使腰椎前凸增加、骶骨前倾角度增大,损害腰椎的稳定性。

(6)腰椎间盘突出症病程长、恢复慢,鼓励患者应保持愉快的心情,用积极乐观的人生态度对待疾病。

(7)体位指导

1)卧位:睡硬板床,仰卧时膝微屈,腘窝下垫一小枕头,全身放松,腰部自然落在床上。侧卧时屈膝屈髋,一侧上肢自然放在枕头上。

2)下床:双上肢用力撑起,腰部伸屈,身体重心慢慢移向床边,一侧下肢先着地,然后另一侧下肢再移下,手扶床头站起。

3)坐位:坐位时腰部挺直,椅子要有较硬的靠背。椅子的高度与患者膝到足底的高度相等。坐位时,膝部略高于髋部,若椅面太高,可在足下垫一踏板。

4)起坐:从座位上站起时,一侧下肢从椅子侧面移向后方,腰部挺直,调整好重心后起立。

(8)腰围使用注意事项

1)腰围的选用及佩戴:腰围规格要与自身腰的长度、周径相适应,其上缘须达肋下缘,下缘至臀裂,松紧度以舒适为宜。

2)佩戴时间:可根据病情掌握佩戴时间,腰部症状较重时应随时佩戴,轻症患者可在外出或较长时间站立及固定姿势坐位时使用,睡眠及休息时取下。

3)使用腰托期间应逐渐增加腰背肌锻炼,防止和减轻腰部肌肉萎缩。

2. 情志护理

(1)了解患者的情绪,使用言语开导法给予安慰,保持情绪平和、神气清净。

(2)用移情疗法转移或改变患者的情绪和意志,舒畅气机、怡养心神,有益患者的身心健康。

(3)疼痛时易出现情绪烦躁,可使用安神静志法,要患者闭目静心,全身放松,平静呼吸,以达到周身气血流通,心情舒畅。

3. 功能锻炼

根据病情轻重选择适宜的运动康复操锻炼。通过器械的抗阻力训练,逐渐增加重量和运动量,以增强腰背肌的力量和各肌群的协调协作性,从而起到代偿保护作用,达到治疗和预防的功效。腰背部可进行有针对性的主动功能锻炼:如飞燕式、五点支撑、抬腿功、悬吊功。

[附] 腰背训练操

1. 适用于腰曲变直、腰椎相关疾病,腰曲加深者不适用。练功者俯卧位,两上肢后伸,两下肢抬起,做燕子飞的动作,每 10 秒钟一次,反复进行,每日 5~10 组,每组 20 次。逐渐增加为抬头、上半身后伸与双下肢直腿后伸同时进行。腰部尽量背伸形似飞燕(图 7-1)。

2. 适用于腰曲变直、腰椎相关疾病,腰曲加深者不适用。练功者仰卧位,头后仰,两肘关节屈曲 60°,将腰背抬起,像拱桥一样,每次 10 秒,反复进行(图 7-2)。速度由慢而快,每日 3~5 组,每组 10~20 次。适应后增加至每日 10~20 组,每组 30~50 次,以锻炼腰、背、腹部肌肉力量。

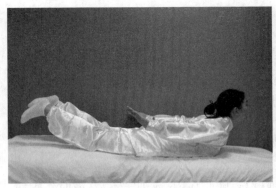

图 7-1 飞燕功

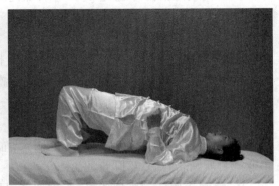

图 7-2 拱桥功

3. 适用于腰曲加深或腰椎前滑脱症,练功者仰卧位,将两下肢分别抬起 60° 或者 30°,坚持 1~2 分钟放下,反复进行,每日 5~10 组,每组 20 次(图 7-3)。

4. 适用于各类腰椎病,体力能支撑者,练功者双手握住单杠,向上用力,两下肢伸直略后伸,两足离地,坚持 1~2 分钟,反复进行(图 7-4)。每日 5~10 组,每组 20 次。

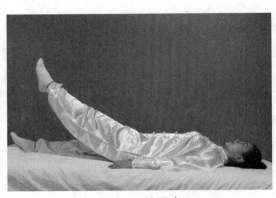

图 7-3 抬腿功

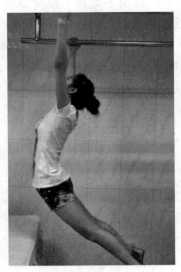

图 7-4 悬吊功

第三节　头部内伤(颅脑损伤)恢复期中医护理规范

一、中西医病名和常见证候要点

(一)中医病名:头部内伤

头部内伤是指头部遭受暴力作用,如钝击、穿透伤、爆炸或下坠的间接伤害所造成的颅脑损伤。

(二)西医病名:颅脑损伤

颅脑损伤可分为原发性颅脑损伤和继发性颅脑损伤。原发性颅脑损伤是指创伤暴力当时造成的颅脑损伤,如头皮伤、颅骨骨折、脑震荡、脑挫裂伤等;继发性颅脑损伤是指致伤后一段时间逐步形成的脑损伤,如颅内血肿、脑水肿等。

(三)常见证候要点

1. **瘀阻脑络证**　伤后头痛,痛处固定,痛如锥刺,或神志不清,伴头部青紫、瘀肿,心烦不寐。舌质紫暗有瘀点,脉弦涩。

2. **痰浊上蒙证**　头痛头晕,头重如裹,呆钝健忘,胸脘痞闷,或神志不清,或时作癫痫。舌胖,苔白腻或黄腻,脉濡滑。

3. **肝阳上扰证**　眩晕头痛,耳鸣耳聋,每因烦躁、恼怒而加重,面色潮红,少寐多梦,泛泛欲吐,口干口苦,小便黄赤。苔黄,脉弦数。

4. **心脾两虚证**　伤后眩晕,神疲倦怠,怔忡惊悸,心神不安,或昏愦,面色萎黄,唇甲无华。舌淡,脉细弱。

5. **肾精不足证**　眩晕健忘,耳聋耳鸣,视物模糊,神疲乏力,腰膝酸软,或昏迷不醒,或发脱齿摇,或失语,或肢体痿软不用。舌淡或红,脉沉细。

6. **痰热内阻证**　头痛,肢体拘挛,甚至神昏,发热咳嗽,胸膈满闷咯黄稠痰或痰中带血,甚则呼吸迫促,胸胁作痛。舌红,苔黄腻,脉滑数等。

二、护理方案

(一)专科护理评估

1. 评估生命体征、意识、神志、瞳孔等情况。

2. 评估头痛的程度、部位、性质。

3. 评估呕吐的程度、呕吐物的性质、伴随的症状。

4. 评估患者肢体活动受限的范围及生活自理能力。

(二)常见症状施护

1. 头痛头晕

(1)观察头痛的程度、部位、性质,及时报告医师并做好记录。

(2)耳穴压豆：遵医嘱取肾、皮质下、神门等穴。

(3)穴位按摩：遵医嘱取太阳、百会、合谷等穴。

(4)指导患者学会放松技巧，分散疼痛注意力。

(5)中药药氧吸入疗法：遵医嘱取复方菖蒲液 2ml 加入湿化瓶中，予 2L/min 流量给氧，每次 2 小时，每日 1 次，7 日为 1 个疗程。

2. 恶心呕吐

(1)嘱患者头偏向一侧，及时清理呕吐物，保持呼吸道通畅。

(2)耳穴压豆：遵医嘱取胃、贲门、食道、交感等穴。

(3)艾条灸：遵医嘱取内关、阳陵泉、中脘等穴。

(4)饮食宜细软温热素食，如生姜枇杷叶粥或生姜陈皮饮，忌食生冷、肥甘、甜腻之品。

3. 心烦不寐

(1)加强与患者的沟通，指导患者正确面对疾病，避免七情所伤。

(2)指导患者养成良好的睡眠习惯，睡前避免饮用兴奋性饮料。

(3)对易心烦焦虑患者，介绍疾病有关知识及治疗成功的经验，以增强其信心。

(4)耳穴贴压(耳穴埋豆)：遵医嘱取心、神门、皮质下、内分泌等耳穴。

(5)穴位按摩：遵医嘱取神门、足三里、三阴交、百会等穴。

(6)中药浴足：根据不同证型，遵医嘱选用相应中药制剂，中药可用酸枣仁粉、养血安神丸等，每晚睡前 1 次。

4. 肢体失用

(1)评估患者肢体活动受限的范围及生活自理能力。

(2)卧床时将患肢保持良肢位或治疗所需体位，防止坠床、跌倒等意外事件发生。

(3)进行主动、被动锻炼法，促进全身血液循环，防止肌肉萎缩、关节僵硬。

(4)艾灸：遵医嘱取足三里、手三里、曲池、风池、太溪等穴。

5. 腹胀、便秘

(1)观察患者排便及腹胀情况。

(2)耳穴贴压(耳穴埋豆)：遵医嘱取大肠、直肠下段、脾等耳穴。

(3)穴位按摩：遵医嘱取足三里、天枢、上巨虚等穴。

(4)穴位贴敷：遵医嘱取神阙穴中药药膏贴敷，同时配以腹部顺时针按摩。

(5)鼓励患者多饮水，每天在 1 500ml 以上，养成每日清晨定时排便的习惯。多食通便食物如核桃仁、松子仁、芝麻粥，饮食以粗纤维为主，多吃增加胃肠蠕动的食物，如黑芝麻、蔬菜、瓜果等；戒烟酒，禁食产气多的或刺激性食物，如甜食、豆制品、洋葱等。

(6)必要时按医嘱予开塞露辅助通便。

(三)给药护理

1. 中药汤剂遵医嘱用药，并观察用药疗效及反应。

2. 中药与西药的服药时间应间隔 1~2 小时。

3. 服降压药物时，应观察血压变化，防止头晕，注意安全。

4. 使用脱水药时，应准确记录出入量。

5. 使用镇静止痛药时,注意观察呼吸及用药效果。

(四) 饮食护理

1. **基本原则**　发病早期应遵医嘱禁饮食;神志不清患者应先予鼻饲流质饮食或肠内营养液;神志转清,可经口进食时应仔细观察患者的吞咽动作及有无呛咳。

2. **辨证施护**

(1) 瘀阻脑络证:宜进食祛风化痰开窍之品,如山楂、荸荠、黄瓜、鱼头汤等。

(2) 痰浊上蒙证:宜进食健脾燥湿、化痰降逆之品,如萝卜、山楂、豆腐、紫菜、藕、莱菔子粥、柚子炖鸡、半夏山药粥等。

(3) 肝阳上扰证:宜进食镇肝息风、滋阴潜阳之品,如天麻鱼头汤、天麻猪脑粥、芹菜粥、枸杞饮、枸杞粥、桑椹粥。

(4) 心脾两虚证:宜进食健脾养心、调畅气机之品,如桂圆莲子粥、黄芪蒸鸡等。

(5) 肾精不足证:宜进食补益肾精、充养脑髓之品,平时可将黑芝麻、核桃肉捣烂调入蜂蜜服用。

(6) 痰热内阻证:宜进食清热化痰之品,如菖蒲郁金赤豆饮、瓜蒌饼等。

(五) 健康教育

1. **生活起居**

(1) 调摄情志、建立信心,起居有常,作息定时,不妄作劳,戒烟酒,慎避外邪,保持大便通畅。

(2) 注意安全,防呛咳窒息、防跌倒坠床、防压疮、防烫伤、防走失等意外。对遗留外伤性癫痫者,要做好宣教,如不能单独外出,不宜攀高、骑车、驾车、游泳等,坚持长期服用抗癫痫药。

(3) 如有颅骨缺损,出院后要注意减压窗的保护,外出戴安全帽,术后 6 个月后再做颅骨成形术。

2. **情志护理**

(1) 若患者清醒时,做好情志疏导,消除患者焦虑情绪,使其增强治疗信心,积极配合治疗护理。生活上给予关心照顾,使之安心养病。若对伤后"脑外伤综合征"产生顾虑时,应向患者解释,如头痛、眩晕、耳鸣、记忆力减退、失眠等症状可能属于功能性,可以逐渐恢复,以使其增强战胜疾病的信心。

(2) 耳穴压豆养心安神,取穴心、神门、皮质下、交感等。穴位按摩风池、百会、太阳等穴。

(3) 神志不清者,每日进行唤醒训练,刺激患者意识的恢复。

3. **功能锻炼**

(1) 良肢位摆放

1) 仰卧位:①头下置枕头,但不宜过高,面部朝向患侧;②患侧肩部垫一个比躯干略高的枕头,将伸展的上肢置于枕上,防止肩胛骨后缩;③前臂旋后,手掌心向上,手指伸展、张开;④在患侧臀部及大腿下垫枕,以防止患侧骨盆后缩;⑤枕头外缘卷起可防止髋关节外展、外旋,枕头右下角支撑膝关节呈轻度屈曲位。

2) 患侧卧位:患侧在下,健侧在上。①头部用枕头支撑,患侧上肢前伸,肩部向前,确保肩胛骨的内缘平靠于胸壁。②上臂前伸以避免肩关节受压和后缩,肘关节伸展,前臂旋后,手指张开,掌心向上。手心不能放置任何东西,否则易受抓握反射的影响而引起手抓握掌中的物体。③健侧上肢置于身体上方或稍后方,不可放于身前。④患侧下肢在后,患髋关节微后伸,膝关节略屈曲,这是重要的体位。患侧卧位增加了对患侧的知觉刺激输入,并使整个患侧被拉长,减少痉挛,且健手能自由活动。

　　3)健侧卧位:健侧在下,患侧在上。①头部枕头不宜过高;②患侧上肢下垫一个枕头,肩前屈90°~130°,肘和腕伸展,前臂旋前,腕关节背伸;③患侧骨盆旋前,髋、膝关节呈自然半屈曲位,置于枕上;④患足与小腿尽量保持垂直位,注意足不能内翻悬在枕头边缘;⑤身后可放置枕头支撑,有利于身体放松;⑥健侧下肢平放于床上,轻度伸髋,稍屈膝。

　　(2)功能锻炼方法:轻型患者出院后1~2周仍需多卧床休息。中重型患者遗留有神经功能残疾、偏瘫、失语者,指导及鼓励他们进行功能锻炼和言语训练。

　　1)对于半身不遂者,指导并协助其进行肢体功能锻炼。对无自主运动者,帮助其行伸曲、抬肢等被动运动;对自主运动能力不全者,可指导其先在床上运动,如进行自我屈伸运动、博巴斯(Bobath)运动、拉绳坐起、抬肩、抓握等,待自主运动能力逐步恢复,再下床行踏步、拍打、摇体、下蹲、行走等运动。可配合推拿、穴位按摩等以促进肢体功能康复,常用的穴位有曲池、合谷、环跳、足三里、解溪、下关、颊车、承山、三阴交等。按医嘱予穴位外贴药物,以活血通络。

　　2)对于语言不利者指导其进行语言功能锻炼,每日定时训练发音,如舌齿音、卷舌音等,可配合针刺治疗,常用廉泉、哑门、承浆、大椎等穴位。

　　3)呼吸及排痰训练,患者应进行深呼吸、咳嗽及体位排痰训练,以预防及治疗呼吸系统并发症。

　　4. **定期随诊**　遵医嘱定时复诊,如出现剧烈头晕头痛,肢体麻木、口角流涎、口舌歪斜、肢体乏力等不适时及时就医。

第四节　项痹(颈椎病)中医护理规范

一、中西医病名和常见证候要点

(一)中医病名:项痹

项痹以头痛、眩晕、颈肩背酸累、上肢麻木甚至胸闷、呕吐和血压升高为主要临床表现。属于中医"痹证"的范畴。其发病与年老体衰、长期劳损、感受外邪或跌扑损伤等因素有关。多发于长期伏案工作之人。

(二)西医病名:颈椎病

颈椎病是由于颈椎间盘退变、突出,颈椎骨质增生、韧带增厚、钙化等退行性变刺激或压迫其周围的肌肉、血管、神经、脊髓引起的一系列症状。依据不同的神经、血管受累及不同的临床表现,颈椎病主要分为六型:颈型、神经根型、脊髓型、交感型、椎动脉型和混合型。混合型是指两种或两种以上类型同时存在。

（三）常见证候要点

1. 风寒痹阻证　颈、肩、上肢窜痛麻木，以痛为主，颈部僵硬，活动不利，头有沉重感，恶寒畏风。舌淡红，苔薄白，脉弦涩。

2. 气滞血瘀证　颈肩部、上肢刺痛，痛处固定，肢体麻木，舌质暗，脉弦。

3. 痰湿阻络证　头晕目眩，头重如裹，四肢麻木不仁，纳呆，舌暗红，苔厚腻，脉弦滑。

4. 肝肾亏虚证　眩晕头痛，耳鸣耳聋，失眠多梦，肢体麻木，面红目赤，舌红少津，脉弦细。

5. 气血亏虚证　头晕目眩，面色苍白，四肢麻木，倦怠乏力，心悸气短，舌淡苔少，脉细弱。

二、护理方案

（一）专科护理评估

1. 评估眩晕的性质、发作或持续时间、诱发因素、伴随的症状及血压的变化。

2. 评估颈肩疼痛程度、颈椎活动范围及有无放射痛。

3. 评估四肢的感觉、运动功能、行走的步态及神经反射情况。

（二）常见症状施护

1. 颈肩疼痛

(1) 慎起居，防风寒阻络致经脉不通，引发疼痛。

(2) 配合医师行颈椎牵引，及时评估牵引效果及颈肩部疼痛情况。

(3) 中药贴敷：遵医嘱采用侧柏叶、大黄、黄柏、薄荷、泽兰、延胡索等加蜂蜜调制而成药膏贴敷患处。

(4) 拔罐：遵医嘱取大椎、肩中俞、肩外俞等穴位处拔罐，留罐5~10分钟。

2. 眩晕

(1) 做好安全防护，外出需有人陪同，动作应缓慢，避免快速转头、低头，防跌倒。

(2) 指导患者正确佩戴颈托。

(3) 穴位按摩：遵医嘱取印堂、神庭、头维、太阳、百会等穴。

3. 肢体麻木

(1) 指导患者主动活动麻木肢体，可用梅花针或指尖叩击、拍打按摩麻木部位，减轻或缓解症状。

(2) 注意肢体保暖。

(3) 刮痧：遵医嘱取腰骶部的肾俞、命门、大肠俞等穴位进行刮痧。

(4) 颈椎牵引：遵医嘱进行颈椎牵引，及时巡视观察患者有无不适，如有麻木加重，告知医师，适当调整牵引角度、重量、时间等。

4. 颈肩及上肢活动受限

(1) 患者生活用品放置的位置应便于取用。

(2) 指导患者采用正确的体位移动，按摩活动受限肢体，提高患者舒适度。

(3)指导患者进行四肢关节功能锻炼,防肌肉萎缩。

(4)艾条灸:遵医嘱取穴风府、肩井、合谷、手三里、曲池等穴。

(5)中药熏洗:遵医嘱选用羌活、独活、威灵仙等药煎汤先熏后洗。

5. 不寐

(1)保持病房安静、整洁。

(2)枕头高度适宜,避免颈部悬空。

(3)睡前可服热牛奶、温水泡脚,按摩双侧太阳穴、印堂穴,听舒缓轻音乐,不宜饮浓茶或咖啡。

(4)开天门(穴位按摩):遵医嘱运用推拿手法,作用于头面部上星、印堂、头维、攒竹、百会、太阳、风池等穴位,睡前1次。

(5)耳穴贴压(耳穴埋豆):遵医嘱取神门、心、交感、皮质下等耳穴。

(三) 给药护理

1. 中药与西药的服药时间应间隔30分钟。

2. 头晕伴有呕吐者宜姜汁滴舌后服,或采用少量频服。

3. 中药注射剂应单独使用,与西药注射剂合用时需用生理盐水做间隔液。

4. 用药期间禁食辛辣刺激性食物。

(四) 饮食护理

1. 基本原则　以富含钙、蛋白质、维生素的饮食为宜,宜少食多餐。

2. 辨证施膳

(1)风寒痹阻证:宜食祛风散寒的温性食物,如大豆、羊肉、狗肉、胡椒、花椒等。忌食凉性食物及生冷瓜果、冷饮,多喝温热茶饮。

(2)血瘀气滞证:宜进食行气活血、化瘀解毒之品,如山楂、白萝卜、木耳等。避免煎炸、肥腻、厚味之品。

(3)痰湿阻络证:宜食健脾除湿之品,如山药、薏苡仁、赤小豆等。忌食辛辣、燥热、肥腻等生痰助湿之品。

(4)肝肾不足证:肝肾阴虚者宜进食滋阴填精、滋养肝肾之品,如枸杞子;忌辛辣香燥之品。肝肾阳虚者宜进食温壮肾阳、补精髓之品,如黑豆、核桃、杏仁、腰果等;忌生冷瓜果及寒凉食物。

(5)气血亏虚证:宜进食益气养阴之品,如莲子、大枣、龙眼肉等。

(五) 健康教育

1. 生活起居

(1)急性期卧床制动,头部前屈,枕头后部垫高,避免患侧卧位,保持上肢上举或抱头等体位,必要时在肩背部垫软垫,进行治疗或移动体位时动作要轻柔。

(2)缓解期可适当下床活动,避免快速转头、摇头等动作;卧位时应保持头颈部在一条直线上,避免扭曲,枕头长要超过肩,不宜过高,为握拳高度(平卧后),枕头的颈部稍高于头部,可以起到良好的放松作用,避免颈部悬空。

(3)康复期可下床进行肩部、上肢活动,在不加重症状的情况下逐渐增大活动范围。

（4）避免长时间低头劳作，伏案工作时每隔1~2小时活动颈部，如仰头或将头枕靠在椅背上或转动头部。

（5）座椅高度要适中，以端坐时双脚刚能触及地面为宜。

（6）避免长时间半躺在床头，屈颈斜枕枕头看电视、看书。

（7）注意颈部保暖，防风寒湿邪侵袭。

（8）乘车、体育锻炼时做好自我保护，避免头颈部受伤。开车、乘车注意系好安全带或扶好扶手，防止急刹车颈部受伤等，避免头部猛烈扭转。

2. **情志护理**

（1）保持情绪稳定，开朗乐观，及时疏导不良情绪。

（2）介绍治疗成功病例，帮助患者树立战胜疾病的信心。

3. **功能锻炼**

（1）急性期颈部制动，避免进行功能锻炼，防止症状加重。

（2）缓解期或手法整复2~3天后指导患者在颈托保护下行颈部拔伸、项臂争力、耸肩、扩胸等锻炼。

（3）康复期及手法整复1周后可间断佩戴颈托，开始进行仰首观天、翘首望月、项臂争力等锻炼，每天2~3次，每次2~3组动作，每个动作10~15次。

（4）康复后要长期坚持做耸肩、扩胸、项臂争力、颈部保健"米字操"等锻炼，保持颈部肌肉的强度及稳定性，预防复发。

（5）眩晕患者慎做"回头望月"、保健"米字操"等转头动作，或遵医嘱进行。

（6）各种锻炼动作要缓慢，以不觉疲劳为度，要循序渐进。

4. **定期复诊**　遵医嘱定时复诊，若出现头痛、眩晕、颈肩背酸累、上肢麻木等不适时及时就医。

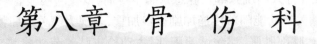
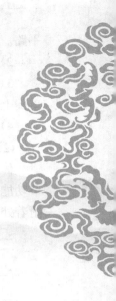

第八章 骨 伤 科

第一节 膝痹(膝骨关节炎)中医护理规范

一、中西医病名和常见证候要点

(一) 中医病名:膝痹

膝痹指因劳损或增龄,膝部失去精血充养、经气不利所致,以膝部长期固定疼痛,活动时关节内有响声等为主要表现的肢体痹病类疾病。

(二) 西医病名:膝骨关节炎

膝骨关节炎是指由于膝关节软骨变性、骨质增生而引起的一种慢性骨关节疾患。

(三) 常见证候要点

1. 常见证候要点

(1)瘀血阻滞(气滞血瘀)证:关节疼痛,刺痛为主,痛有定处,夜间痛甚或伴有关节畸形,活动不利,发病多有外伤史。兼有面色晦暗。舌质紫暗,脉沉或细涩。

(2)风寒湿痹证:肢体关节疼痛重着,遇寒湿天气加重,恶风寒,怕冷喜暖,夜间及晨起痛甚,活动后好转。有如刀割或有明显重着感或患处表现肿胀感,关节活动欠灵活,畏风寒,得热则舒兼有畏寒,肢体困重。舌质淡,苔白腻,脉紧或濡。

(3)肝肾亏虚证:关节疼痛以隐隐作痛为主,或伴有腰膝酸软,腰腿不利,俯仰转侧不利,遇劳更甚。兼有头晕,耳鸣,耳聋,目眩。舌淡红,苔薄白,脉细。

(4)肾阳虚衰证:肢体关节厥冷、疼痛、重着,屈伸不利,天气变化加重,昼轻夜重,遇寒痛增,得热稍减。兼有形寒,四肢不温。舌淡,苔白,脉沉细缓。

2. 症状特点

(1)疼痛

1)起步痛:坐起或刚下床起步行走时膝部疼痛较明显,活动开后稍缓解,可以行走一段平路。

2）活动痛：行走于平路一段时间后出现患膝疼痛加剧。

3）负重痛：膝部在负重状态下加重，如上下楼梯、上下坡或下蹲起身时膝痛加剧，或无法单腿上下楼、下坡等。

4）静息痛：极少部分人出现膝部在静息状态下疼痛，以夜间明显。

（2）功能受限：膝关节功能随着疼痛加剧逐步加重，表现为膝关节屈伸功能受限。

体征：急性发作，膝部肿胀、浮髌试验阳性，主动检查膝关节功能差，被动不负重时膝关节功能改善，中后期可出现膝内外翻畸形，膝部骨骼形态改变如骨性膨大、骨突边缘或韧带附着处压痛，膝关节周边肌萎缩、肌力下降。

二、护理方案

（一）专科护理评估

1. 询问发病史、诱因。

2. 评估疼痛部位、性质、程度、体位、持续时间及伴随症状。应用疼痛评估工具"视觉模拟评分法（VAS）"评分。

3. 评估肿胀的程度、皮温、皮肤颜色及完整性。

4. 评估僵硬发生时间、关节活动受限的范围、下肢感觉和肌力、行走情况。

（二）常见症状施护

1. 膝关节疼痛

（1）耳穴贴压（耳穴埋豆），遵医嘱选神门、交感、肾、膝等耳穴，每次选择一侧耳朵，隔日1次，双侧耳穴轮流使用。

（2）中药熏蒸：遵医嘱采用温经止痛类中药液（痹痛方）熏蒸，每日1~2次。

（3）中药离子导入：遵医嘱可选足三里、委中、阳陵泉等穴或膝部阿是穴，每日1~2次。

（4）艾灸：遵医嘱可选阿是穴或委中、阳陵泉、内膝眼、外膝眼等穴，每日1~2次。

（5）穴位按摩：遵医嘱可选下肢太冲、三阴交、足三里、委中、阳陵泉等穴，每日2次。

（6）根据疼痛评估分值按医嘱予药物止痛，观察止痛效果。

2. 膝关节肿胀

（1）测量髌骨上缘15cm、髌骨下缘10cm及踝上5cm处腿周径，每日1~2次。

（2）风湿热痹证肿胀患者遵医嘱局部予冷疗，注意防止皮肤冻伤，观察冷疗效果。

（3）中药熏蒸：遵医嘱采用温经祛湿类中药液（消肿方）熏蒸，每日1~2次。

（4）穴位按摩：遵医嘱选涌泉、太溪、昆仑、三阴交、承山、委中、阴陵泉、血海等穴，每日2次。

3. 膝关节僵硬

（1）中药热熨：遵医嘱采用中药热熨，选用莱菔子、补骨脂等药，每日1~2次。

（2）中药熏蒸：遵医嘱采用温经活络类中药液（舒筋活络方）熏蒸，每日1~2次。

（3）穴位按摩：遵医嘱予按摩委中、阳陵泉、内膝眼、外膝眼、阴陵泉、足三里等穴，每日2次。

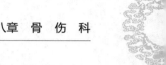

(4)中药贴敷:遵医嘱选用以中药黄柏为主的痹痛膏外敷患处,每日1次。

(三)围手术期特色护理

1. 促进睡眠

(1)耳穴贴压(耳穴埋豆):遵医嘱选神门、肾、心、交感等耳穴,每次选择一侧耳朵,隔日1次,双侧耳穴轮流使用。

(2)开天门(穴位按摩):遵医嘱运用推拿手法,作用于头面部上星、印堂、头维、攒竹、百会、太阳、风池等穴位,睡前1次。

(3)指导患者行双手十指交替梳头部太阳经。

2. 下肢静脉栓塞预防

(1)穴位按摩:遵医嘱选涌泉、解溪、昆仑、太溪、三阴交、阴陵泉、委中、血海等穴,下肢循经按摩,每日2次;或拍打涌泉穴,每次200下。

(2)中药贴敷:遵医嘱予双柏散外敷肿胀处,每日1~2次。

(3)遵医嘱使用抗血栓压力梯度带,每日不少于18小时,促进血液循环。

(4)遵医嘱使用温通刮痧治疗,每次15~20分钟,每日1次,温通经络,促进血液循环。

3. 康复指导

(1)术前开始予疼痛干预,评分大于4分以上者给予药物止痛,提高痛阈。

(2)术前针对骨筋肉功能康复锻炼方法进行指导。

(3)围手术期动态、全程评估疼痛,评分控制在4分以内。

(4)术后即行踝泵运动、股四头肌舒缩训练。

(5)术后6小时行直腿抬高、屈膝、穴位按摩、穴位拍打等骨筋肉康复训练。

(6)术后第1天行X线检查后下床站立、行走。

(四)给药护理

1. 口服中药 中药汤剂宜饭后温服,应与西药间隔30分钟左右。

(1)服药期间禁食辛辣刺激性食物。

(2)温阳通络胶囊、补肾强筋胶囊:餐后服,可用温开水或黄酒送服。

2. 中药注射剂 中药注射剂应单独使用,与西药注射剂合用时须前后用生理盐水间隔。

(1)丹红注射液:应用5%的葡萄糖溶液稀释后缓慢滴注。

(2)舒血宁注射液:应用0.9%的生理盐水溶液稀释后缓慢滴注。

3. 外用中药 注意观察局部皮肤有无不良反应。

(1)中药贴敷:根据敷药面积取大小合适的敷料,均匀涂抹于敷料上,厚薄适中,药物面积应大于患处。

(2)中药熏洗:先熏后洗,泡洗的温度为38~43℃,药液不可过烫,泡洗过程中注意观察泡洗部位皮肤情况,如有过敏反应、破溃等,应及时停药,并向医师报告;冬季注意保暖;泡洗袋专人专用,避免交叉感染。

(3)中药热熨:温度为50~60℃,不宜超过70℃,年老、婴幼儿及感觉障碍者,温度不超过50℃,观察局部皮肤有无不良反应,勿烫伤。操作中注意保暖。

（五）饮食护理

1. 基本原则　饮食宜高热量、高蛋白、高维生素、易消化的食物,宜进食高钙食品,多食牛奶、蛋类、豆制品、蔬菜和水果,必要时要补充钙剂。忌生冷、发物及煎炸品。戒烟。

2. 辨证施膳

（1）瘀血阻滞证:宜食活血祛瘀、通络止痛的食品,如山楂、黑木耳、桃仁等,食疗方:田七瘦肉汤、山楂桃仁粥。忌食辛热燥辣、肥甘厚腻之品。

（2）风寒湿痹证:宜食祛风散寒、温经通络的食品,如羊肉、姜、蒜、茴香、薏苡仁等,可适当饮用药酒,如五加皮酒、木瓜酒等。食疗方:薏苡仁粥、桂枝粥。忌食生冷之品。

（3）肝肾亏虚证:宜食补益肝肾的食品,如龙眼肉、山药、枸杞子、黑芝麻等,食疗方:枸杞粥、黄芪鸡汤。忌食辛辣之品,戒烟酒。

（4）肾阳虚衰证:饮食宜温补肾阳的食品,如大枣、龙眼肉、干姜、羊肉等,食疗方:干姜羊肉汤、大枣圆肉北芪鸡汤。忌食生冷、寒凉之品。

（六）健康指导

1. 生活起居

（1）局部注意保暖,天气寒冷时可戴护膝保暖。

（2）风寒湿痹及肾阳虚衰者,宜居住在温暖、向阳、干燥通风的房间,多晒太阳,切勿吹风受寒。

（3）避免膝关节长期屈曲、久坐、久站,避免长时间下蹲,避免提重物。

（4）指导术后使用助行器,下床活动时注意安全,防跌倒。

（5）患肢可垫软枕抬高,避免登山、上下楼梯,以免关节过度负重。

（6）适当控制体重,减轻膝关节的负担。

（7）保持正确的姿势与步态;穿有弹性的软底鞋以减轻关节所受的冲击力。

（8）增加户外活动、日光照射,防止骨质疏松。

（9）长期从事水上作业及出入冷库者,尽量改善工作环境。

2. 情志护理

（1）耐心向患者讲述疾病治疗及康复过程,介绍治疗成功案例,消除其紧张顾虑,使其积极配合治疗和护理。

（2）开展集体健康教育或者患者交流会,让治疗效果好的患者分享经验,提高认识,相互鼓励,增强治疗信心。

（3）指导患者开展读报、听音乐、与人聊天等转移注意力的活动。对于有焦虑抑郁情绪的患者采用暗示疗法以缓解不良情绪。

（4）争取患者的家庭支持,鼓励家属多陪伴患者,给予亲情关怀。

（5）五音疗法:肝肾亏虚、肾阳虚衰证可选用《春江花月夜》《春雨》等乐曲以安神宁心,催眠镇静;可选择《喜洋洋》《卡门序曲》以开畅胸怀、疏解郁闷。

3. 功能锻炼　根据患者病情,在医护人员指导下可选择骨筋肉康复操进行功能锻炼。

4. 遵医嘱定期复查,若有不适随时就诊。

[附]膝部骨筋肉康复操

根据骨筋肉并重的理论,在借鉴"太极拳"和"五禽戏"等中国传统健身方法的基础上,结合现代运动,通过对下肢肌群的锻炼来维持并加强关节的稳定性,恢复局部的力学平衡,可以起到舒筋活络,改善肌力及活动度,延缓症状发作的作用。并配以优雅的岭南音乐,舒缓心情,有效起到养生防病的作用。

1. 绷紧大腿肌肉,尽量伸直膝关节,保持 5~10 秒钟(图 8-1)。重复练习 20 次。

2. 在床上绷紧伸直膝关节,并稍稍抬起,使下肢离开床面,保持 5~10 秒钟(图 8-2)。重复练习 20 次。

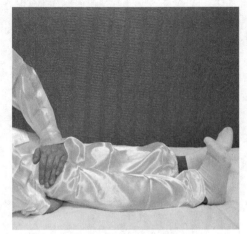

图 8-1　股四头肌练习

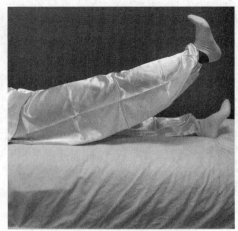

图 8-2　直腿抬高

3. 将患侧腿屈膝靠向臀部,双手反向握住踝部(或用毛巾环绕踝部),逐渐将下肢向臀部牵拉,并保持这一姿势 10 秒钟,然后放下,反复练习 20 次(图 8-3)。

4. 坐在椅子的边缘,将右腿伸出打直,并让脚趾稍向外打开,上身保持直立并向前倾,轻度拉伸大腿后侧和小腿的肌肉(图 8-4)。然后换边重复另一条腿,重复练习 20 次。

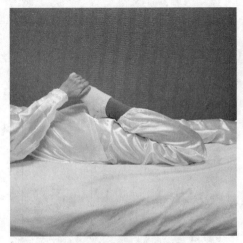

图 8-3　股四头肌锻炼

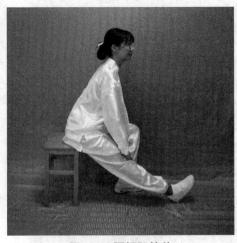

图 8-4　腘绳肌拉伸

5. 离墙 0.3 米远站立,双脚打开与臀部同宽,双脚方向与膝盖方向一致。慢慢弯曲膝盖身体向下移动(弯曲膝盖时膝盖方向与脚趾方向一致,不要内收或打开膝盖)。将注意力集中至臀部和大腿前侧肌肉上,重复练习 20 次(图 8-5)。

6. 自然站立,吸气同时抬起左腿,双手向上抬起至水平,像十字架的形状,尽量扬起眉毛,鼓足气力,好像自己要飞翔一样。呼气同时左脚回落地面,双手同样回落。同样的方法,左右交替,重复练习 20 次(图 8-6)。

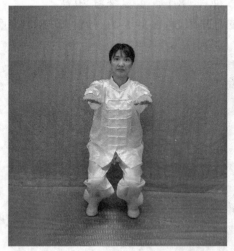

图 8-5　靠墙半蹲

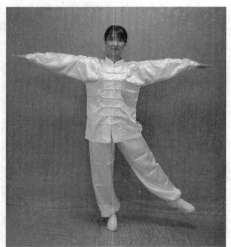

图 8-6　单腿站立

7. 左弓步,左手臂伸直向左侧划半圈,右手伸直手掌向左侧推,同时左手握拳收回于左腰;右弓步,右手向右划半圈,左手伸直手掌向右侧推,同时右手握拳收回于右腰。重复练习 20 次(图 8-7)。

8. 右腿后退一步,左膝屈曲成弓步,重心在左腿,双手向前平举后分别向上伸举,身体向上、向后仰,双手向肩后最大限度伸展。然后换边重复另一条腿。重复练习 20 次(图 8-8)。

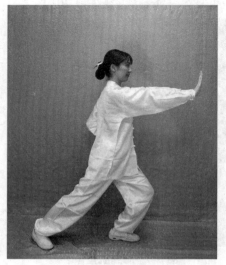

图 8-7　左右云手

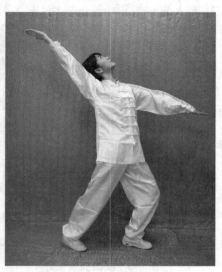

图 8-8　弓步伸展

9. 双脚分开与肩齐,身体半蹲,双手扶膝,膝部从左至右旋转,左右方向相反各做20圈次(图8-9)。

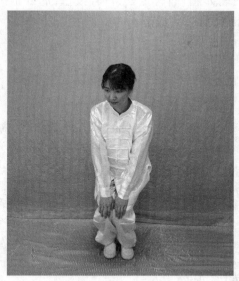

图8-9 左右绕膝

第二节 腰痹(腰椎间盘突出症)中医护理规范

一、中西医病名和常见证候要点

(一) 中医病名:腰痹

腰痹是指因劳损或增龄,腰部失去精血充养、经气不利、筋脉闭阻所致,以腰部疼痛酸软,常伴有下肢痹痛麻木等为主要表现的腰椎痹病类疾病。

(二) 西医病名:腰椎间盘突出症

腰椎间盘突出症是因椎间盘变性、纤维环破裂、髓核组织突出、刺激或压迫神经根、马尾神经所表现的一种综合征。

(三) 常见证候要点

1. **肝肾亏虚证** 腰酸痛,腿膝乏力,劳累更甚,卧则减轻;兼有咽干口渴,面色潮红。舌红少苔,脉弦细数。

2. **肾阳虚衰证** 腰腿冷痛,活动不利,喜揉按,天气变化加重,昼轻夜重,遇寒痛增,得热稍减;兼有形寒,四肢不温,面色㿠白。舌淡,苔白,脉沉细缓。

3. **湿热痹阻证** 腰部疼痛,腿软无力,痛处伴有热感,恶热口渴,小便短赤;兼有遇热或雨天痛增,活动后痛减。苔黄腻,脉濡数或弦数。

4. **风寒湿痹证**　腰腿冷痛重着,转侧不利,静卧痛不减,受寒及阴雨加重。兼有肢体发凉,四肢不温。舌质淡,苔白或腻,脉沉紧或濡缓。

5. **气滞血瘀证**　腰腿痛如刺,痛有定处,日轻夜重,痛处拒按。兼有腰部板硬,俯仰旋转受限。舌质暗紫,或有瘀斑,脉弦紧或涩。

二、护理方案

(一) 专科护理评估

1. 发病史、诱因。

2. 评估疼痛部位、性质、程度、体位、持续时间及伴随症状,应用疼痛自评工具"视觉模拟评分法(VAS)"评分。

3. 评估腰部功能、下肢感觉和肌力、大小便等情况。

4. 评估生活自理能力和心理社会状况。

(二) 常见症状施护

1. **腰腿疼痛**

(1)耳穴贴压(耳穴埋豆):遵医嘱取神门、交感、肾、腰椎等耳穴,隔日1次,双侧耳穴轮流使用。

(2)腰部、腿部保暖,防止受凉。

(3)中药液(痹痛方)熏蒸:遵医嘱采用温经止痛类中药液(痹痛方)熏蒸,每天1~2次。

(4)中药药熨:遵医嘱予中药药熨腰部,每天1~2次。

(5)TDP红外线照射:每天1次。

(6)体位护理:急性期严格卧床休息,卧硬板床,保持脊柱平直,做好皮肤护理,防止湿疹、压疮的发生。恢复期,下床活动时佩戴腰围加以保护和支撑,注意起床姿势,宜先行翻身侧卧,再用手臂支撑用力后缓缓起床,忌腰部用力,避免体位的突然改变。

2. **肢体麻木**

(1)协助患者按摩拍打麻木肢体,力度适中,提高其舒适度,并询问感受。

(2)麻木肢体保暖,指导患者双下肢关节屈伸运动,促进血液循环。

(3)艾灸:遵医嘱选足三里、环跳、委中、承山等穴位施灸。

3. **下肢活动受限**

(1)评估患者双下肢肌力及步态,对肌力下降及步态不稳者,做好安全防护措施,防止跌倒及其他意外事件发生。

(2)做好健康教育,教会患者起床活动的注意事项,使用辅助工具行走。

(3)卧床期间或活动困难患者,指导患者进行四肢关节主动运动及腰背肌运动,提高肌肉强度和耐力。

(4)穴位按摩:遵医嘱取肾俞、腰阳关、足三里、三阴交、阴陵泉、阳陵泉、环跳、委中、承山等穴,由下至上,以指压法,每次15~20分钟,每天2次。

(三) 围手术期特色护理

1. **缓解焦虑**

(1)睡前可按摩背部夹脊穴或以中药沐足。

(2)开天门(穴位按摩):遵医嘱运用推拿手法,作用于头面部上星、印堂、头维、攒竹、百会、太阳、风池等穴位,每天 1 次。

(3)五音疗法:选用《春江花月夜》《春雨》以安神宁心、催眠镇静;选用《喜洋洋》《卡门序曲》以开畅胸怀、疏解郁闷。

2. 预防术后残留肢体麻木

(1)穴位按摩:取下肢涌泉、解溪、昆仑、太溪、三阴交、阴陵泉、委中、血海等穴,循经穴位按摩。

(2)直腿抬高:仰卧,两腿伸直轮流抬起,动作轻松稍快,不引起疼痛为度,连做 8~10 次。

(3)加强腰背肌功能锻炼,循序渐进指导患者三点、五点支撑及飞燕式等功能锻炼。

3. 康复指导

(1)术前开始疼痛干预,评分大于 4 分者给予药物止痛,提高痛阈。

(2)术前针对骨筋肉功能康复锻炼方法进行指导。

(3)术后疼痛管理,评分控制在 4 分以内。

(4)术后 2 小时进行股四头肌锻炼、直腿抬高等骨筋肉操训练。

(5)术后第 1 天予佩戴腰围后下床站立、行走。

(四)给药护理

1. 口服中药 中药汤剂宜饭后温服,应与西药服药时间间隔 30 分钟左右。

(1)用药期间忌生冷、寒凉食物。

(2)风寒湿痹者可适当服用药酒。

2. 中药注射剂 中药注射剂应单独使用,与西药注射剂合用时须前后用生理盐水间隔。

(1)舒血宁注射液:应用 0.9% 的生理盐水溶液稀释后缓慢滴注。

(2)丹红注射液:应用 5% 的葡萄糖溶液稀释后缓慢滴注。

3. 外用中药 观察局部皮肤有无不良反应。

(1)中药贴敷:根据敷药面积取大小合适的敷料,均匀涂抹于敷料上,厚薄适中,药物面积应大于患处。

(2)中药熏洗:先熏后洗,泡洗的温度为 38~43℃,每次 15~30 分钟,药液不可过烫,泡洗过程中注意观察泡洗部位皮肤情况,如有过敏反应、破溃等,应及时停药,并向医师报告;冬季注意保暖;泡洗袋专人专用,避免交叉感染。

(3)中药热熨:温度为 50~60℃,不宜超过 70℃,年老、婴幼儿及感觉障碍者,温度不超过 50℃,观察局部皮肤有无不良反应,勿烫伤,操作中注意保暖。或局部贴敷膏药,以活血化瘀,祛风除湿,温经通络。

(4)遵医嘱使用止痛药物,观察患者疼痛的变化情况。

(5)中药熏洗患处或痹痛油外擦以舒筋活络,使用外洗药时,先熏后洗,勿烫伤。

(五)饮食护理

1. 基本原则 饮食宜高营养、高维生素、清淡可口、易于消化,宜进食高钙食品,多食牛奶、蛋类、豆制品、蔬菜和水果,必要时要补充钙剂。忌生冷、发物及煎炸品。

2. 辨证施膳

(1)肝肾不足证:饮食宜选择温补肝肾、壮筋骨之食物,如附子干姜煲羊肉、杜仲煲猪肾、猪脊骨、塘虱鱼煲黑皮青豆汤等。忌食辛辣、肥腻之品。不宜喝浓茶、咖啡等兴奋饮料。

(2)肾阳虚衰证:肾阳虚者多食羊肉、鸡肉(制作时适量加入当归、生姜)、核桃等温补肾阳,忌生冷瓜果及寒凉食物。

(3)湿热痹阻证:饮食宜清热利湿通络之品,如丝瓜、冬瓜、赤小豆、玉米须等。药膳方:丝瓜瘦肉汤。忌辛辣燥热之品,如葱、蒜、胡椒等。

(4)风寒湿痹证:饮食宜进温经散寒、祛湿通络之品,如砂仁、羊肉、蛇酒等。药膳方:肉桂瘦肉汤、鳝鱼汤、当归红枣煲羊肉。忌凉性食物及生冷瓜果、冷饮。

(5)气滞血瘀证:饮食宜行气活血化瘀之品,如黑木耳、金针菇、桃仁等。

(六) 健康教育

1. 生活起居

(1)急性期患者以卧床休息为主,采取舒适体位。下床活动时戴腰围加以保护和支撑,不宜久坐。症状缓解后,也不宜做急转、猛蹲骤起等动作。

(2)做好腰部保护,防止腰部受到外伤,尽量不弯腰提重物,减轻腰部负荷。告知患者捡拾地上的物品时宜双腿下蹲、腰部挺直,动作要缓。肥胖者应控制体重。女性患者穿平跟鞋,以给身体提供更好的支撑。

(3)指导患者在日常生活与工作中,注意对腰部的保健,提倡坐硬板凳,宜卧硬板薄软垫床。工作时要做到腰部姿势正确,劳逸结合,防止过度疲劳,同时还要防止寒冷等不良因素的刺激。

(4)指导患者咳嗽、打喷嚏时保护腰部的方法,避免诱发和加重疼痛。

(5)腰椎间盘突出症病程长、恢复慢,鼓励患者应保持愉快的心情,用积极乐观的人生态度对待疾病。

(6)腰围使用健康指导

1)腰围的选用及佩戴:腰围规格要与自身腰的长度、周径相适应,其上缘须达肋下缘,下缘至臀裂,松紧度以不产生不适感为宜。

2)佩戴时间:可根据病情掌握佩戴时间,腰部症状较重时应随时佩戴,轻症患者可在外出或较长时间站立及固定姿势坐位时使用,睡眠及休息时取下,使用时间不宜超过 8 小时。

3)使用腰围期间应逐渐增加腰背肌锻炼,防止和减轻腰部肌肉萎缩。

2. 情志护理

(1)了解患者的情绪,做好安慰、开导工作,保持情绪平和。

(2)用移情疗法,转移或改变患者的情绪和意志,舒畅气机、怡养心神,有益患者的身心健康。

(3)疼痛时易出现情绪烦躁,可使用安神静志法,闭目静心全身放松,平静呼吸,以达到周身气血流通舒畅。

3. 功能锻炼　如飞燕式锻炼、五点支撑锻炼、骨筋肉康复操锻炼等。

4. 定期复诊　遵医嘱定时复诊,若出现腰部剧烈疼痛、不能下床活动等不适应及时复诊。

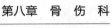

[附一] 功能锻炼

1. 患者俯卧位,双下肢伸直,两手贴在身体两旁,下半身不动,抬头时上半身向后背伸,每日 3 组,每组做 10 次。逐渐增加为抬头、上半身后伸与双下肢直腿后伸同时进行。腰部尽量背伸形似飞燕,每日 5~10 组,每组 20 次(图 8-10)。

2. 患者取卧位,以双手叉腰做支撑点,两腿半屈膝 90°,脚掌置于床上,以头后部及双肘支撑上半身,双脚支撑下半身,成半拱桥形,当挺起躯干架桥时,膝部稍向两旁分开,速度由慢而快,每日 3~5 组,每组 10~20 次。适应后增加至每日 10~20 组,每组 30~50 次。以锻炼腰、背、腹部肌肉力量(图 8-11)。

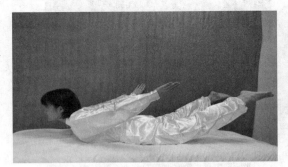

图 8-10　飞燕式锻炼

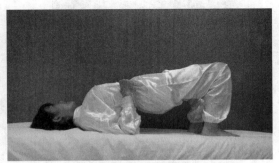

图 8-11　五点支撑锻炼

[附二] 骨筋肉康复操

本法根据"骨筋肉并重"专科特色理论,借鉴"太极拳"和"五禽戏"等中国传统健身方法,结合现代体育运动创编而成。可维持并加强关节的稳定性,起到舒筋活络、延缓症状发作、促进腰部功能康复的作用。

骨筋肉操核心动作具体做法:

1. 双脚分开与肩平,双手置于身体两侧,呼吸平和。两手向头顶上伸、合掌,尽力向上拉伸,缓慢还原,每个动作做 4 次(图 8-12)。

2. 双脚分开与肩平,双手撑腰,臀部从左至右、从右至左各旋转 4 次(图 8-13)。

3. 双脚分开与肩平,以腰部为起点,双手带动腰部向前伸直,缓慢复原,反复 4 次(图 8-14)。

4. 双脚并拢站立,双手下垂,双目平视,收腹挺胸,左脚旁开一小步,左手向左侧伸出去,同时右手向右侧猛拉,右手肘要和肩部齐平,眼睛注视左手示指,就好像是在拉弓射雕,同时吸气。然后反方向重复刚才的动作,如此重复 4 次(图 8-15)。

5. 两手向前伸直并十指交叠后反转,带动腰部向左旋转,缓慢回正后向右旋转,左右各

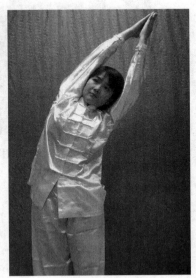

图 8-12　侧腰拉伸

做4次(图8-16)。

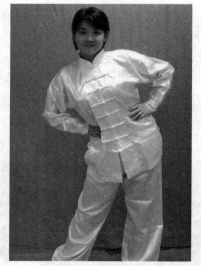

图 8-13　旋转扭腰

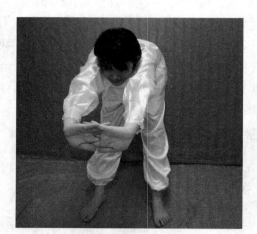

图 8-14　压胸弯腰

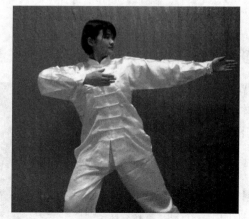

图 8-15　拉弓射箭

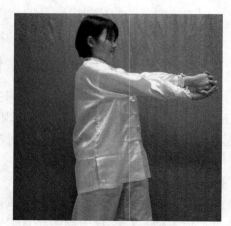

图 8-16　交臂甩腰

第三节　项痹(颈椎病)中医护理规范

一、中西医病名和常见证候要点

(一) 中医病名:项痹

项痹是指因劳损或增龄,颈部失去精血充养、气血不通、筋脉闭阻所致,以颈部疼痛不适,常伴有头晕或者上肢部分区域痹痛、麻木无力等为主要表现的颈椎痹病类疾病。

(二)西医病名：颈椎病

颈椎病是指颈椎间盘退行性变、老化及继发性椎间关节退行性变所致颈、脊髓、神经根、椎动脉或交感神经受到刺激、压迫而表现出相应症状及体征的疾病。

(三)常见证候要点

1. 肝肾亏虚证 眩晕头痛,耳鸣耳聋,失眠多梦,肢体麻木。兼有面红目赤。舌红少津,脉弦细。

2. 肾阳虚衰证 肩臂部冷痛,活动不利,喜揉按,天气变化加重,昼轻夜重,遇寒痛增,得热稍减。兼有形寒,四肢不温,面色㿠白。舌淡,苔白,脉沉细缓。

3. 风寒湿痹证 颈、肩、上肢窜痛麻木,以冷痛为主,颈部僵硬,活动不利,遇寒冷加重,得热缓解。兼有头有沉重感,恶寒畏风,形体虚胖。舌淡胖嫩,边有齿痕,苔薄白,脉沉迟。

4. 气滞血瘀证 颈肩部、上肢刺痛,痛处固定。兼有肢体麻木。舌质暗,脉弦。

二、护理方案

(一)专科护理评估

1. 发病史、诱因。

2. 疼痛的部位、程度、体位等状况。

3. 评估颈部活动、上肢肢体感觉和肌力,运动情况、辅助检查。

(二)常见症状施护

1. 颈肩疼痛

(1)疼痛评估:评估诱因、性质、部位、持续时间以及伴随症状,做好疼痛评分,应用疼痛自评工具"视觉模拟评分法(VAS)"评分,记录具体分值。

(2)慎起居、避风寒,防风寒阻络致经脉不通,引发疼痛。

(3)开天门(穴位按摩):遵医嘱运用推拿手法,作用于头面部上星、印堂、头维、攒竹、百会、太阳、风池等穴位,每天1次。

(4)中药熏蒸:遵医嘱采用如温经活络类中药液(舒筋活络、续筋强骨方)熏蒸颈部或阿是穴,每天1~2次,每次20分钟。

(5)中药热熨:遵医嘱选肩井、颈夹脊、阿是穴等穴进行中药热熨,每天1~2次,每次15~20分钟。

(6)中药贴敷:遵医嘱取大椎、肩井、颈夹脊等穴,每天1~2次,每次4~6小时。

(7)颈椎牵引时及时评估牵引效果及颈肩部疼痛情况。

(8)疼痛较甚时按医嘱予药物止痛,观察止痛效果。

2. 眩晕

(1)评估眩晕的性质、发作或持续时间,及与体位改变的关系。

(2)避免诱发眩晕加重的姿势或体位。

(3)做好防护,外出需陪同,动作应缓慢,避免快速转头、低头,防跌倒。

(4)指导患者正确佩戴颈托。

(5)耳穴贴压(耳穴埋豆):遵医嘱取神门、交感、颈等耳穴,隔日更换 1 次,双耳交替。

3. 肢体麻木

(1)评估麻木的部位、程度以及伴随的症状,并做好记录。

(2)指导患者主动活动麻木肢体,可按摩麻木部位,减轻或缓解症状。

(3)注意肢体保暖。

(4)中药熏蒸:遵医嘱采用如温经活络类中药液(舒筋活络方)熏蒸患肢,每天 1~2 次,每次 20 分钟。

(5)指导患者采用骨筋肉康复操进行功能锻炼,每天 1~2 次,每次 20 分钟。

(6)中药药熨:遵医嘱将五种活血化瘀、清热解毒的中药颗粒用布袋包裹加热后,于患处或相应的穴位来回推熨。

4. 颈肩及上肢活动受限

(1)评估活动受限的范围和患者生活自理能力。

(2)患者生活用品放置的位置应便于取用。

(3)指导、协助患者进行正确的体位移动,按摩活动受限肢体,提高患者舒适度。

(4)采用局部热疗法,遵医嘱予中药热熨、中药贴敷等治疗,注意防烫伤。

(5)指导患者采用骨筋肉康复操进行功能锻炼,每天 1~2 次,每次 20 分钟。

5. 不寐

(1)枕头高度适宜,避免颈部悬空。

(2)保持病房安静、整洁,通风良好。

(3)睡前可服热牛奶、莲子百合汤,温水泡脚,听舒缓轻音乐,不宜饮浓茶或咖啡。

(4)开天门(穴位按摩):遵医嘱运用推拿手法,作用于头面部上星、印堂、头维、攒竹、百会、太阳、风池等穴位,睡前 1 次。

(5)遵医嘱应用镇静安神药物,并观察用药后反应及效果。

(三)围手术期特色护理

1. 失眠

(1)耳穴贴压(耳穴埋豆):遵医嘱取神门、肾、心、交感等耳穴,隔日更换 1 次,双耳交替。

(2)开天门(穴位按摩):遵医嘱运用推拿手法,作用于头面部上星、印堂、头维、攒竹、百会、太阳、风池等穴位,睡前 1 次。

2. 疼痛

(1)遵医嘱予开天门。

(2)五音疗法:选用《平沙落雁》《烛影摇红》《春雨》以安神宁心,催眠镇静;选用《喜洋洋》《步步高》以开畅胸怀、疏解郁闷。

3. 康复指导

(1)术前疼痛管理,提高痛阈。

(2)术前针对骨筋肉功能康复锻炼方法进行指导。

(3)术后疼痛管理,评分控制在 4 分以内。

(4)术后第 1 日,开始进行各关节的主、被动功能锻炼。

(5)术后 3~5 日,引流管拔除后,可戴支架下地活动,进行坐位和站立位平稳训练及日常生活活动能力的训练。

(四)给药护理

1. 内服汤剂

(1)服药时间:中药汤剂宜饭后服,中药与西药的服药时间应间隔 0.5~1 小时。

(2)眩晕伴呕吐者中药宜冷服,或姜汁滴舌后服用,采用少量频服。

2. 内服中成药

(1)内服中成药一般用温开水(或药引)送服,散剂用水或汤药冲服。

(2)用药前仔细询问患者过敏史,对于过敏体质者,提醒医生关注。

(3)密切观察用药反应,对婴幼儿、老年人、孕妇等特殊人群尤应注意,发现异常应及时向医生报告并协助处理。

(4)服用胶囊时不能将其锉碎或咬破;合剂、混悬剂、糖浆剂、口服液等不能稀释,应摇匀后直接服用;番泻叶、胖大海等应用沸水浸泡后代茶饮。

3. 中药注射剂

(1)用药前认真询问患者药物过敏史。

(2)按照药品说明书推荐的调配要求、给药速度予以配制及给药。

(3)中药注射剂应单独使用,现配现用,严禁混合配伍。

(4)中西注射剂联用时,应将中西药分开使用,前后使用间隔液。

(5)除有特殊说明,不宜两个或两个以上品种同时共用一条静脉通路。

(6)密切观察用药反应,对老人、儿童、肝肾功能异常者等特殊人群和初次使用中药注射剂的患者尤应加强巡视和监测,出现异常时应立即停药,向医生报告并协助处理。

(7)发生过敏反应的护理

1)立即停药,更换输液管路,通知医生。

2)封存发生不良反应的药液及管路,按要求送检。

3)做好过敏标识,明确告知患者及家属,避免再次用药。

4)过敏反应治疗期间,指导患者清淡饮食,禁食鱼腥发物。

4. 外用中药

(1)使用前注意皮肤干燥、清洁,必要时予局部清创。

(2)应注意观察患者用药后的反应,如出现灼热、发红、瘙痒、刺痛等局部症状时,应及时向医生报告,协助处理;如出现头晕、恶心、心慌、气促等症状,应立即停止用药,同时采取必要的处理措施,并向医生报告。

(3)过敏体质者慎用。

(4)若医嘱需用双柏散等活血化瘀止痛类中药药膏外敷时,宜温敷患处。

(五)饮食护理

1. 基本原则 饮食宜清淡、易消化、富含营养,忌食辛辣、肥腻、生冷之品。

2. **辨证施膳**

(1)肝肾亏虚证　宜食补益肝肾、通络止痛的食品,如山药、枸杞子、芝麻、栗子、杜仲等;忌食辛热燥辣、肥甘厚腻之品。食疗方:杜仲猪骨汤、山药粥。

(2)肾阳虚衰证　宜食温补肾阳、散寒除痹的食品,如龙眼肉、附子、海参、干姜、羊肉等;忌食生冷瓜果及寒凉食物。食疗方:大枣圆肉北芪鸡汤、干姜羊肉汤。

(3)风寒湿痹证　宜食祛风散寒、除湿除痹的食品,如防风、姜、葱白、香菜、薏苡仁等;忌食生冷、寒凉之品;可适当饮用药酒,如五加皮酒、乌梢蛇酒等。食疗方:薏苡仁粥、生姜鸡粥。

(4)气滞血瘀证　宜食活血祛瘀、通络止痛的食品,如金针菇、木耳、桃仁、三七、山楂等;忌食辛热燥辣、肥甘厚腻之品。食疗方:田七瘦肉汤、桃仁粥。

(六)健康指导

1. **生活起居**

(1)注意颈部保暖,防风寒湿邪侵袭。

(2)保持良好的睡眠体位。

(3)选择合适的枕头与睡眠姿势对颈椎病患者很重要,枕头的长度为 40~60cm 或超过肩宽 10~16cm,高度为 10~12cm,以中间低、两端高为宜。要定期改变头颈部体位。

(4)养成良好的工作和学习习惯,不长期低头工作,不躺在床上看书,长期伏案工作者,宜定期远视,以缓解颈部肌肉的慢性劳损。

(5)座椅高度要适中,以端坐时双脚刚能触及地面为宜。

(6)指导正确佩戴颈围。

(7)及时防治如咽炎、扁桃体炎、淋巴结炎等咽喉部疾病。

(8)行走、乘车、锻炼或劳动时注意避免损伤颈肩部。一旦发生损伤,尽早诊治。

2. **情志护理**

(1)耐心向患者讲述疾病治疗及康复过程,介绍治疗成功案例,消除紧张顾虑,树立信心,积极配合治疗和护理。

(2)多与患者沟通,及时关注患者情绪变化,耐心做好思想疏导。

(3)开展集体健康教育或者患者交流会,创造患者之间沟通机会,让治疗效果好的患者分享经验,提高认识,相互鼓励,增强治疗信心。

(4)指导患者采用缓慢深呼吸、听音乐、阅读报纸或杂志等转移注意力的方法进行放松。对于有焦虑抑郁情绪的患者采用暗示疗法以缓解不良情绪。

(5)争取患者的家庭支持,鼓励家属多陪伴患者,给予亲情关怀。

3. **功能锻炼**

(1)早期进行骨筋肉功能锻炼。

(2)晚期行手术治疗,术后早期进行功能锻炼。

1)患者麻醉清醒后即可进行肺部及四肢功能锻炼,包括深呼吸、有效咳嗽、握拳、扩胸、踝泵、股四头肌等长收缩、屈膝、屈髋活动等,每天 3~5 次,每次 30 分钟。

2)术后第一天行直腿抬高,每次抬高 30°~70°。

3）四肢关节被动与主动伸屈运动。

4. 定期复诊

（1）术后 1 个月、3 个月、6 个月门诊复查。

（2）需要及时随诊的情况

1）伤口发炎（红、肿、热、痛），有不正常分泌物或发热。

2）四肢麻木、感觉异常或疼痛，头痛、头晕等脊髓受压症状长期没有缓解。

［附］骨筋肉颈部康复操

1. 两手叉腰，头颈后仰观天，并逐渐加大幅度，稍停数秒后还原，共做 8 次（图 8-17）。

2. 两手叉腰，头颈轮流向左、右旋转，每当转到最大限度时，稍稍转回后再超过原来的幅度，两眼亦随之尽量朝后方或上方看，两侧各转动 10 次（图 8-18）。

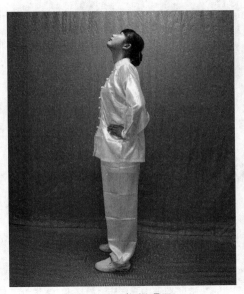

图 8-17 仰望观天

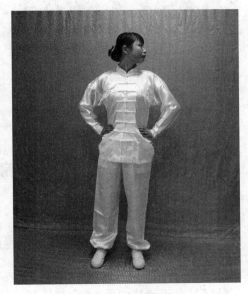

图 8-18 左顾右盼

3. 自然坐位，双手交叉紧抵头后枕部，头颈用力后伸，双手则用力阻之，持续对抗数秒钟后还原，共做 6~8 次（图 8-19）。另一种方法是：取站位或坐位，两手于头后枕部相握，前臂夹紧两侧颈部，头颈用力左转，同时左前臂用力阻止，持续相抗数秒钟后放松还原，然后反方向做，各做 6~8 次。

4. 身体向左旋转，同时右掌尽量上托，左掌向下用力拔伸，并回头看左手；还原后改为左前弓步，身体向右旋转，同时左掌尽量上托，右掌向下用力拔伸，并回头看右手，各做 6~8 次（图 8-20）。

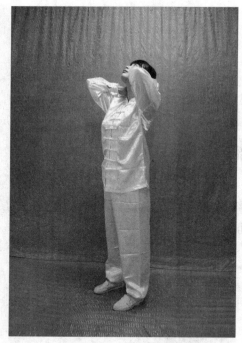

图 8-19　颈臂抗力

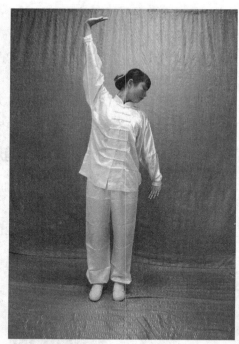

图 8-20　转身回望

第四节　骨痿(骨质疏松症)中医护理规范

一、中西医病名和常见证候要点

(一)中医病名:骨痿

骨痿是由于肾热内盛,或邪热伤肾,阴精耗损,骨枯髓虚所致,以腰背酸软,难于直立,下肢痿弱无力,面色暗黑,牙齿干枯等为主要表现。病变在骨,其本在肾。

(二)西医病名:骨质疏松症

骨质疏松症是一种以骨量减少、骨微结构破坏为特征,导致骨脆性增加,易于发生骨折的全身性骨病。分为原发性和继发性两大类。原发性骨质疏松症常见于绝经后的妇女和老年人,继发性骨质疏松症可见于内分泌疾病患者、血液病患者、妊娠及哺乳期妇女、长期卧床者等,各年龄时期均可发病,临床以原发性骨质疏松症常见。

(三)常见证候要点

1. **肝肾亏虚证**　症见体疲乏力,头晕目眩,耳鸣口干,腰膝酸软,佝偻日进,步履艰难,少寐健忘,舌红苔少,脉沉细。

2. **脾肾阳虚证**　症见神疲体倦,面色微黄不华,肢冷畏寒,腰部酸痛,纳谷不馨,便溏溲清,舌淡苔薄白,脉沉细。

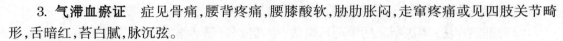

3. 气滞血瘀证 症见骨痛,腰背疼痛,腰膝酸软,胁肋胀闷,走窜疼痛或见四肢关节畸形,舌暗红,苔白腻,脉沉弦。

(四)常见分型要点

临床以慢性颈腰背酸痛无力,甚则畸形、骨折为主要表现。

骨质疏松症根据病因又可分为三大类:

第一类为原发性骨质疏松症,它是随着年龄的增长必然发生的一种生理性退行性病变。该类又分两型:1型为绝经后骨质疏松,见于绝经不久的妇女;2型为老年性骨质疏松,多在65岁后发生。

第二类为继发性骨质疏松症,它是由其他疾病或药物等因素所诱发的骨质疏松症,当诱因消除后,骨质疏松症可以明显改善。

第三类为特发性骨质疏松症,多见于8~14岁的青少年或成人,多有家族遗传史,女性患者多于男性。妇女妊娠及哺乳期所发生的骨质疏松症也可列入特发性骨质疏松症。

二、护理方案

(一)专科护理评估

1. 评估生活方式、饮食习惯、年龄、月经史、家族史及其他继发性疾病等患病因素。

2. 询问饮食中是否长期钙摄入较少,酗酒和过度摄入咖啡因及碳酸饮料,月经紊乱,绝经等。

3. 了解患者感觉不适的起始时间、部位、主要症状及其特点,如是否有腰背酸痛或全身骨痛,肌肉痉挛,有无骨折、身高缩短等。

4. 评估疼痛的部位、性质、程度、体位、持续时间、伴随症状及应用"视觉模拟评分法(VAS)"评估疼痛。

5. 脊柱后凸畸形,评估脊柱后凸的情况。

6. 骨质疏松症的诊断标准是依据骨密度检测结果。

(二)常见症状施护

1. 疼痛

(1)腰酸背痛或全身骨痛严重者可遵医嘱给予镇痛剂,观察用药效果及副作用。

(2)耳穴贴压(耳穴埋豆):遵医嘱选取神门、交感、皮质下、肝、肾等耳穴,隔日更换1次,双耳交替。

(3)穴位按摩,遵医嘱取合谷、三阴交、足三里、委中、阳陵泉等穴,每天2次,每次20分钟。

(4)遵医嘱给予钙剂和维生素D、降钙素应用,或采用激素替代疗法,观察药效及不良反应。

(5)局部热疗法,遵医嘱采用中药液(痹痛方)熏蒸:每天1~2次,每次20分钟。中药离子导入:选膝部穴位,每天1~2次,每次20分钟。艾灸:取阿是穴、阳陵泉、内膝眼、外膝眼等穴,每天1~2次,每次20分钟。

2. 肢体麻木

(1)评估麻木的部位、程度以及伴随症状,并做好记录。

(2)指导患者主动活动麻木肢体,可按摩治疗麻木部位,减轻或缓解症状。

（3）注意肢体保暖。

（4）局部热疗法：遵医嘱采用中药热熨法；中药液（舒筋活络方）熏洗：每天 1~2 次，每次 20 分钟。

3. 骨折

（1）保持肢体的功能位，予软枕稍垫高患肢。

（2）观察生命体征、末梢血运、感觉、肤温、动脉搏动等情况。

（3）根据疼痛评估分值按医嘱予药物止痛，观察止痛效果。

（4）做好安全防护，协助做好生活护理。

（三）给药护理

1. 口服中药

（1）中药汤剂宜饭后温服，中药与西药的服药时间应间隔 0.5~1 小时。

（2）脾肾阳虚型，可适量饮用蛇酒、五加皮酒。

2. 抗骨质疏松药服用注意事项　口服阿仑膦酸钠 70mg，服药后喝水 200ml，坐位或行走 30 分钟，连续服药半年至一年，定期监测骨密度。

3. 注射液

（1）静脉注射唑来膦酸 100ml，滴注时间不得少于 15 分钟。不可与任何含钙溶液接触。不能与其他治疗药物混合或同时静脉给药，用药后需监测生命体征，出现不良反应时及时处理。

（2）鹿瓜多肽注射液：首次用药的前 10~20 分钟速度宜慢。

4. 外用中药　观察局部皮肤有无不良反应。

（1）中药贴敷：根据敷药面积取大小合适的敷料，均匀涂抹于敷料上，厚薄适中，药物面积应大于患处。

（2）中药热熨：温度为 50~60℃，不宜超过 70℃，对于年老、婴幼儿及感觉障碍者，温度不超过 50℃，观察局部皮肤有无不良反应，勿烫伤。操作中注意保暖。

（3）中药熏洗：先熏后洗，泡洗的温度为 38~43℃，每次 15~30 分钟，药液不可过烫，泡洗过程中注意观察泡洗部位皮肤情况，如有过敏反应、破溃等应及时停药，并向医生报告；冬季注意保暖；泡洗袋专人专用，避免交叉感染。

（四）饮食护理

1. 基本原则　饮食宜高营养、高维生素、清淡可口、易于消化，宜进食高钙食品，故宜多食牛奶、蛋类、豆制品、蔬菜和水果，必要时要补充钙剂。忌生冷、发物及煎炸品。

2. 辨证施膳

（1）肝肾亏虚证：宜食补益肝肾的食品，如龙眼肉、山药、枸杞子、黑芝麻等；食疗方：枸杞粥、黄芪鸡汤。忌食辛辣之品，戒烟酒。

（2）脾肾阳虚证：宜食益肾健脾的食品，如何首乌、怀山药、枸杞子、大枣、黑豆等；食疗方：怀山枸杞鸡汤、何首乌熟地瘦肉汤。

（3）气滞血瘀证：宜食行气活血、通络止痛的食品，如山楂、当归、桃仁等；食疗方：当归鸡汤、山楂桃仁粥。忌食辛热燥辣、肥甘厚腻之品。

(五)健康教育

1. 生活起居

(1)养成良好的饮食及生活习惯,使骨量维持相对稳定,减少其丢失。

(2)指导患者预防骨质疏松,采取预防措施,如补充钙剂、控制体重等。

(3)选择合适的运动方式和运动量,一般以能耐受和不出现疲劳为宜。避免剧烈运动和过量负重运动,以免跌倒、损伤而造成骨折。

(4)避免过度吸烟、饮酒和服用过多的咖啡因;合理补充营养,摄入较高的钙量,如可食用牛奶、豆制品、鱼、虾、蟹。

(5)控制服用影响钙吸收、利用的药物或营养物,长期严格素食或低盐饮食者更应注意钙的补充。对于绝经期后妇女可考虑小剂量雌激素治疗。

(6)骨质疏松的"治未病"原则是:饮食+运动+药物+早期骨密度监测。

2. 三级预防

(1)一级预防:应从儿童、青少年做起,如注意合理膳食,多食用含钙、磷高的食品,如鱼、虾、虾皮、海带、牛奶、乳制品、绿叶蔬菜等。多接受日光浴,不吸烟,不饮酒,少喝咖啡浓茶及碳酸饮料,少吃糖及食盐,动物蛋白也不宜过多。晚婚、少育,哺乳期不宜过长。加强骨质疏松的基础研究,对有遗传基因的高危人群,重点随访,早期治疗。

(2)二级预防:人到中年,尤其是妇女绝经后,骨丢失量加速进行。此时期应每年进行一次骨密度检查,对快速骨量减少的人群,应及早采取防治对策。

(3)三级预防:对退行性骨质疏松症患者应积极进行抑制骨吸收(雌激素、钙)、促进骨形成(活性维生素 D)的治疗,如采用骨肽口服制剂(骨肽片),还应加强防摔、防碰、防绊、防颠等措施。对中老年骨折患者应积极手术,实行坚强内固定,早期活动,采取体疗、理疗、心理、营养、补钙、止痛、促进骨生长、抑制骨丢失、提高免疫功能及整体素质等综合治疗。

3. 情志护理

(1)耐心向患者讲述疾病治疗及康复过程,介绍治疗成功案例,使其消除紧张顾虑,树立信心,积极配合治疗和护理。

(2)多与患者沟通,及时关注患者情绪变化,耐心做好思想疏导。

(3)指导患者采用缓慢深呼吸、听音乐、阅读报纸杂志等转移注意力的方法。

4. 功能锻炼 根据身体活动情况选择适宜的专科运动康复操锻炼,如骨筋肉康复操、八段锦等。躺在床上进行不负重背伸运动,如五点式支撑、四点式支撑、三点式支撑及飞燕式腰背伸主动功能锻炼;身体好转后,可逐步开始进行负重运动,如慢步跑、练习投篮、游仰泳等,逐渐增加运动量,以增强腰背肌的力量和各肌群的协调性,从而起到代偿性保护作用,达到治疗和预防的目的。

5. 定期复诊 根据患者自身情况定期监测骨密度(T 值),如有不适时随时复诊。

［附］骨质疏松 T 值分类

骨质疏松 T 值分类见表 8-1。

表 8-1　骨质疏松的 T 值分类

类别	T 值
正常	>−1.0
骨量低下	−2.5~−1.0
骨质疏松症	<−2.5

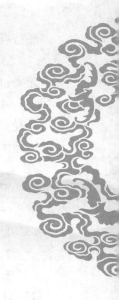

第九章　妇　　科

第一节　盆腔炎性疾病中医护理规范

一、中西医病名和常见证候要点

(一)中医病名:盆腔炎性疾病

本病是指因湿热邪毒侵及盆腔,气血瘀阻所致,以小腹或少腹疼痛拒按或坠胀,引及腰骶,或伴发热、白带增多等为主要表现的妇科疾病。

(二)西医病名:盆腔炎性疾病

盆腔炎性疾病(pelvic inflammatory disease,PID)指女性上生殖道感染引起的一组疾病,主要包括子宫内膜炎、输卵管炎、输卵管卵巢脓肿和盆腔腹膜炎。

盆腔炎性疾病后遗症多为盆腔炎性疾病未能得到及时有效的治疗,或患者体质较差、病程迁延所致,是妇科常见疾病。

(三)常见证候要点

1. 盆腔炎性疾病

(1)湿热瘀结证:下腹部疼痛、拒按或胀满,带下量多,色黄,质稠,味臭秽;或经量增多,淋漓不止,大便溏或燥结,小便短赤;舌红有瘀点,苔黄厚,脉滑数。

(2)热毒炽盛证:高热,恶寒或寒战,下腹部疼痛拒按,带下量多,色黄或赤白兼杂,质黏稠,味臭秽;大便秘结,小便短赤,咽干口苦,或月经量多,淋漓不尽,精神不振;舌红,苔黄厚或黄燥,脉滑数或洪数。

2. 盆腔炎性疾病后遗症

(1)气滞血瘀证:下腹刺痛,经期或劳累时加重;带下量多;经行不畅,量时多时少,色暗有血块,经期延长,情志不畅,乳房胀痛;舌质紫暗,有瘀斑,苔薄白,脉涩。

(2)寒湿血瘀证:小腹冷痛,或坠胀痛;带下色白清稀量多;经期或劳累后加重,得热痛减;

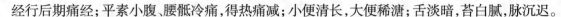

经行后期痛经；平素小腹、腰骶冷痛，得热痛减；小便清长，大便稀溏；舌淡暗，苔白腻，脉沉迟。

（3）气虚血瘀证：下腹坠痛，痛连腰骶；带下量多，色白质稀；经期延长，月经量多；神疲乏力，食少纳呆，少气懒言，面色㿠白；舌淡暗，或有瘀点瘀斑，苔白，脉弦涩无力。

（4）湿热瘀阻证：下腹隐痛，或少腹疼痛拒按，痛连腰骶，经行或劳累时加重；经期延长，月经量多伴痛经；带下量多，色黄，质黏稠，有臭气；小便黄赤，大便干结或溏而不爽；或见低热起伏，胸闷纳呆；舌红，苔黄腻，脉滑数。

二、护理方案

（一）专科护理评估

1. 发病史、诱因。

2. 月经史、孕产史、性生活史及既往史。

3. 疼痛的部位、性质，持续时间，做好疼痛评分，可应用疼痛自评工具"数字评分法（NRS）"评分，记录具体分值。

4. 带下量、色、味的变化。

5. 月经的量、色、质，月经周期及伴随症状，病情变化及时向医师报告。

（二）常见症状施护

1. 发热

（1）观察体温变化及汗出情况，汗出较甚时切忌当风，保持皮肤清洁，及时协助更换衣被。

（2）保持口腔清洁，鼓励多饮温开水。

（3）耳穴贴压：遵医嘱取耳尖、神门、内分泌等穴，隔日更换1次，双耳交替。

（4）遵医嘱予物理降温。

（5）遵医嘱予中药保留灌肠。

2. 疼痛

（1）观察患者疼痛的部位、性质、持续时间，做好疼痛评分，可应用疼痛自评工具"数字评分法（NRS）"评分，记录具体分值。

（2）卧床休息，可取半卧位，避免久站、久走，禁止重体力劳动。

（3）注意腹部或腰骶保暖，湿热瘀结、热毒炽盛者慎用热敷。

（4）中药外敷：遵医嘱取小腹、腰骶部；注意经期不宜操作。

（5）艾灸：遵医嘱取气海、关元等穴位施灸。

（6）中药保留灌肠：遵医嘱予中药保留灌肠，注意经期不宜操作。

（7）中药药熨：遵医嘱取下腹部和腰骶部，注意经期不宜操作。

3. 带下异常

（1）观察带下量、色、味的变化。

（2）保持会阴部、卫生垫、内裤清洁，每天用温开水清洗外阴1~2次。

（3）遵医嘱中药外洗。

（4）注意防潮防湿，避免下水作业，避免寒湿之邪入侵。

（5）艾灸：遵医嘱取足三里、气海、关元等穴位。

4. 月经异常

(1)观察月经的量、色、质、周期及伴随症状,出现病情变化及时向医师报告。

(2)注意经期卫生,选择宽松透气的衣裤,不使用不洁卫生用品。

(3)耳穴贴压:痛经者遵医嘱取神门、交感、内分泌、子宫等穴。

(4)遵医嘱予中药外敷。

(5)中药药熨:遵医嘱取下腹部和腰骶部进行中药药熨,注意经期不宜操作。

(三) 给药护理

1. 内服中药

(1)服药时间:一般情况下每剂药分 2~3 次服用,具体服药时间可根据药物的性能、功效、病情,遵医嘱选择适宜的服药时间。

(2)服药温度:一般情况宜采用温服法,对有特殊治疗需要的情况应遵医嘱服用如:湿热蕴结、热毒炽盛凉服,气虚血瘀宜偏热服。

(3)服药剂量:成人一般每次服用 200ml,心衰及限制入量的患者每次宜服 100ml。

2. 内服中成药

(1)内服中成药一般用温开水(或药引)送服,散剂用水或汤药冲服。

(2)用药前仔细询问过敏史,对过敏体质者,提醒医生关注。

(3)密切观察用药反应,对老年人、孕妇等特殊人群尤应注意,若发现异常,及时向医师报告并协助处理。

(4)服用胶囊时不能将其锉碎或咬破;合剂、混悬剂、糖浆剂、口服液等不能稀释,应摇匀后直接服用;番泻叶、胖大海等应用沸水浸泡后代茶饮。

3. 中药注射剂

(1)用药前认真询问患者药物过敏史。

(2)中药注射剂应单独使用,现配现用,严禁混合配伍。

(3)中西注射剂联用时,应将中西药分开使用,前后使用间隔液。

(4)除有特殊说明,不宜两个或两个以上品种同时共用一条静脉通路。

(5)密切观察用药反应,尤其对老人、肝肾功能异常者等特殊人群和初次使用中药注射剂的患者尤应加强巡视和监测,出现异常,立即停药,向医师报告并协助处理。

(6)发生过敏反应的护理:立即停药,更换输液管路,通知医生;封存发生不良反应的药液及管路,按要求送检;做好过敏标识,明确告知患者及家属,避免再次用药;过敏反应治疗期间,指导患者清淡饮食,禁食鱼腥发物。

4. 外用中药的使用 使用前注意皮肤干燥、清洁。观察用药后的反应,如出现灼热、发红、瘙痒、刺痛等局部症状时,应及时向医师报告,协助处理;如出现头晕、恶心、心慌、气促等症状,应立即停止用药,同时采取必要的处理措施,并向医师报告。过敏体质者慎用。

(四) 饮食护理

1. 基本原则 饮食以清热利湿的食品为宜,忌食辛辣刺激、生冷的食品。

2. 辨证施膳

(1)热毒炽盛证:饮食宜清热解毒利湿之品,如冬瓜、苡仁等。食疗方:菊花饮。

(2) 湿热瘀阻证：宜食清热利湿的食品，如苦瓜、冬瓜等。食疗方：冬瓜赤小豆汤。

(3) 气滞血瘀证：宜食疏肝行气、化瘀止痛的食品，如乌梅、柠檬等。食疗方：佛手玫瑰花汤。

(4) 气虚血瘀证：宜食益气健脾化瘀的食品，如桃仁、山药等。食疗方：山药桃仁粥。

(5) 寒湿血瘀证：宜食祛寒除湿、化瘀止痛的食品，如桃仁等。食疗方：桃仁粥。

（五）健康教育

1. 生活起居

(1) 注意个人卫生，注重经期、孕期、产褥期保健，卫生用品要清洁。

(2) 治疗期间避免性生活。经期及月经干净 3 天内禁房事、盆浴、游泳。

(3) 避免不洁性交，性伴侣有性病者需一同治疗。

(4) 做好计划生育措施，尽量避免行人流、上环等手术。

(5) 加强体育锻炼，可练太极拳、八段锦、盆腔康复操等。

(6) 注意防潮防湿，改善生活及工作环境，避免风、雨、寒、湿之邪的侵袭，在经期不可用冷水洗浴，不可食用生冷之品。

2. 情志护理

(1) 护士主动介绍疾病相关知识，鼓励患者坚持治疗，减少复发的概率。

(2) 鼓励家属多陪伴患者，给予情感支持。

(3) 鼓励病友间多沟通交流，消除患者不安紧张情绪。

(4) 根据患者的辨证，给予音乐疗法。

3. 康复锻炼　根据患者情况，在医护人员指导下进行盆腔康复操等锻炼。

4. 定期随访

(1) 告知患者随访的目的、时间、联系方式。

(2) 药物治疗患者用药后 1 个月随访 1 次，以后每 3 个月随访 1 次。

(3) 如出现超过月经量的阴道出血、异常分泌物、下腹疼痛等症状要及时就诊。

第二节　胎漏、胎动不安（先兆流产）中医护理规范

一、中西医病名和常见证候要点

（一）中医病名：胎漏、胎动不安

妊娠期间因冲任气血不调、胎元不固，或禀赋虚弱、脾肾气虚，或血热，或跌扑损伤，或服药不慎等所致。以阴道少量出血，时下时止，或淋漓不断而无腰酸腹痛、小腹坠胀者为胎漏。以腰酸腹痛，伴有少量阴道出血者为胎动不安。

（二）西医病名：先兆流产

先兆流产是指妊娠 28 周前出现少量阴道流血，量比月经少，有时伴有轻微下腹痛、腰痛、腰坠，宫颈口未开，胎膜未破，妊娠产物未排出。

（三）常见证候要点

1. **肾虚证** 阴道少量出血，色淡暗，质薄，小腹坠痛，腰酸痛，两膝酸软，头晕耳鸣，夜尿频多，或曾屡有堕胎；舌质淡，苔白，脉沉细滑。

2. **脾肾两虚证** 阴道少量出血，色淡，腰酸痛，食欲不振，大便溏泄，腹胀，头晕耳鸣，神疲肢倦；舌质淡，苔薄白，脉细缓略滑。

3. **肾虚血热证** 阴道少量出血，色鲜红或深红，腰酸痛或小腹下坠，口干咽燥，两膝酸软，夜尿频多，心烦少寐，手足心热，小便短黄，大便秘结；舌质红，苔黄或苔薄，脉滑数或脉滑细数。

4. **气血虚弱证** 阴道少量出血，色淡红，质清稀，小腹坠痛或伴腰酸，神疲肢倦，心悸气短，面色无华或萎黄；舌质淡，苔薄白，脉细缓滑。

5. **肾虚血瘀证** 阴道少量流血，色暗红，腰酸痛，或有妊娠外伤史，精神疲倦，小腹刺痛，耳鸣头晕；舌暗红，苔薄白，脉涩或细滑。

二、护理方案

（一）专科护理评估

1. 停经史，早孕反应及伴随症状。
2. 妊娠史，既往有无流产史。
3. 外伤史，用药史，妊娠期间性生活史。
4. 阴道出血及腹痛情况，或有无胚胎组织排出物。
5. 有无全身性疾病及有无接触有害物质史。
6. 对疾病的认识程度及生活自理能力。
7. 心理社会状况。

（二）常见症状施护

1. 阴道流血

(1) 观察阴道流血的量、色、质，有无胚胎组织物排出及孕妇生命体征。

(2) 嘱患者保持大便通畅，避免因用力大便致腹压增加。

(3) 嘱患者禁房事，避免灌肠及不必要的阴道检查。

(4) 嘱患者卧床休息，宜采取左侧卧位，出血停止3~5天后可下床活动，避免劳累，以防再次伤胎。若有流产史，休养时间应超过上次流产时间。若伴有心悸气短症状，可遵医嘱给予低流量吸氧20~30分钟，每日2次。

(5) 嘱患者保持外阴清洁，每日温水清洗外阴，防止感染，避免坐浴、灌洗等。

2. 腰酸、腹痛

(1) 观察腹痛、腰酸症状的程度、性质、持续时间、伴随症状及神色、脉象、血压变化，发现异常及时向医生报告。

(2) 嘱患者起卧时动作应缓慢、轻柔，不可大起大落，最好侧身起卧。避免下蹲、弯腰、伸懒腰、咳嗽等各种增加腹压的活动。

(3) 嘱患者注意腹部及腰部保暖。

(4) 告知患者腹痛时忌用手揉搓腹部，禁用各种止痛膏药。

（5）艾灸：遵医嘱取双肾俞、双足三里等穴位。

3. 恶心、呕吐

（1）保持病室环境安静、整洁、空气清新，避免异味刺激。

（2）做好口腔护理：进食前后漱口或刷牙，保持口腔清洁。

（3）及时清理呕吐物。

（4）指导患者予姜汁滴舌。

（5）有择食症状者，可根据喜好取话梅、陈皮、橘皮等泡水或含服。

（6）穴位按摩：遵医嘱予按摩内关、足三里等穴位，忌按压合谷、三阴交等穴，以防流产。

（7）穴位贴敷：遵医嘱予中药贴敷足三里、中脘等穴位。

（8）嘱患者呕吐停止后可进食少量清淡、易消化的食物，宜少食多餐。

（三）给药护理

1. 妊娠期间用药要审慎，凡峻下、滑利、破气、破血、有毒、苦寒之品宜慎用或禁用，告诉患者及家属不可随意给孕妇用药。

2. 妊娠期间，治疗过程中的口服药物可能会加重呕吐的发生，服药应在饭后 30 分钟服用。中成药或中药汤剂可分多次频服，也可以用干果、陈皮等送服，以减少腹胀、恶心、呕吐等不良反应。

3. 服药时如有恶心欲呕症状，可在患者舌面滴姜汁少许。

4. 根据不同的证型选用中药服用方法：

（1）肾虚：适量分次热服。

（2）血热：偏凉服。

（3）气血虚弱：分次热服，服药后宜卧床静养。

（4）血瘀：温热服。

（四）饮食护理

1. 基本原则

（1）妊娠期间饮食应均衡、营养充足，荤素搭配合理，多补充牛奶、蛋类、瘦肉、鱼类、新鲜蔬菜水果等，以供胎儿生长发育及母体健康需要。

（2）忌食生冷、寒凉、滑利、辛辣动火等碍胎之品，如薏苡仁、绿豆等，禁烟酒。

（3）如大便燥结难解者，可用蜂蜜 30ml 加温开水调服；或吃玉米、甘薯、香蕉等以润肠通便。

（4）跌扑外伤者不宜食用活血化瘀的食物。

2. 辨证施膳

（1）肾虚证：宜进食桑寄生、大枣、阿胶、核桃、杜仲等补肾健脾益气之品，如桑寄生鸡蛋汤、怀山枸杞排骨汤，可多进食猪腰、甲鱼等以补肾填精。

（2）肾虚血瘀证：宜益气补肾祛瘀安胎之品，如杜仲煨猪腰，桑寄生煲鸡蛋，适当进食砂仁、当归等以理气安胎，补血活血，跌扑外伤者不可随意食用活血化瘀的食物。

（3）肾虚血热证：宜芝麻、糯米、蜂蜜、甘蔗、鱼类等滋肾养阴，凉血安胎之品，如生熟地煲排骨、苎麻根泡水饮、菟丝粥等。忌食温补、伤津之物。

(4)气血虚弱证:宜益气健脾养血,补益胎元,多摄入鸡肉、鱼肉、蛋、瘦肉、肝等血肉有情之品,使胎有所养,如糯米阿胶粥、大枣煲鸡汤、当归黄芪鲤鱼汤等。

(5)脾肾两虚证:宜固肾健脾之品,如桑寄生、党参、黄芪、鲤鱼粥等,注意食物色彩搭配,促进食欲。

(五) 健康指导

1. 生活起居

(1)慎起居,避免攀高、负重等可诱发流产的危险因素,动作要缓慢,切忌过猛坐卧起立,避免下蹲、伸懒腰等增加腹压的动作。

(2)注意卧床休息,宜采取左侧卧位,出血停止 3~5 天后,可适度下床活动。

(3)穿平底软质鞋,衣服应宽大、轻松、柔软,勿紧束胸腰,以免影响胎儿成长及乳房发育。

(4)避风寒,注意随天气变化及时增减衣被,以防外感。

(5)养成定时排便的习惯,保持大便通畅,避免因用力大便导致腹压增加。

(6)保持外阴清洁,勤换会阴垫及内裤,每日用温水清洗外阴。

(7)慎房事,孕早期及晚期禁房事。

(8)保证充足的睡眠,必要时可睡前喝热牛奶或热水泡脚。

(9)避免接触 X 线、放射性物质等可能导致胎儿畸形及流产的有害因素。

2. 情志护理

(1)向患者及其家属说明抑郁、恼怒、焦虑、恐惧等心理因素可影响气机、诱发流产,告知其宜静不宜躁,使患者真正从身心得以静养。

(2)指导和帮助患者运用放松疗法,如听轻音乐、读书报等分散注意力(五音五色疗法——肾虚者可听羽调音乐,看以黑色为主的图片;气虚者可听宫调音乐,看以黄色为主的图片),让患者在安谧宁静的环境中安定心神,以消除对疾病的恐惧心理。

(3)讲述一些相类似症状的患者经过治疗后,可以继续妊娠,分娩健康婴儿,帮助患者解除不必要的顾虑和紧张情绪,树立信心。

(4)争取患者的家庭支持,鼓励家属多陪伴患者,给予患者更多的关怀,使患者无思想顾虑和精神压力。

3. 定期复诊　遵医嘱定时复诊,若出现阴道出血、恶心、呕吐、腹痛等不适时及时就医。

第三节　异位妊娠中医护理规范

一、中西医病名和常见证候要点

(一) 中医病名:异位妊娠

因脏腑虚弱、气血劳伤,或情志不畅、气血郁滞,或风、湿、热邪损伤冲任,而致孕后凝集于少腹,不达子宫,称为异位妊娠。

(二) 西医病名：异位妊娠

凡孕卵在子宫体腔以外着床发育,称为异位妊娠。

(三) 常见证候要点

1. **未破损期** 患者或有早孕反应,或有一侧下腹隐痛,妇科检查一侧附件有软性包块、压痛,妊娠试验阳性或弱阳性。舌质正常,苔薄白,脉弦滑。

2. **已破损期** 指输卵管妊娠流产或破裂者。有休克型、不稳定型及包块型。

(1)休克型：输卵管妊娠破裂后引起急性大量出血,临床有休克征象者。突发下腹剧痛,面色苍白,四肢厥逆,或冷汗淋漓,恶心呕吐,血压下降或不稳定,有时烦躁不安,脉微欲绝或细数无力。并有腹部及妇科检查的体征。

(2)不稳定型：输卵管妊娠破裂后时间不长,病情不够稳定,有再次发生内出血的可能。腹痛拒按,腹部有压痛及反跳痛,但逐步减轻,可触及界限不清的包块,时有少许阴道出血,血压平稳。舌淡暗有瘀点,苔薄白,脉细或弦细。

(3)包块型：指输卵管破损时间较长,腹腔内血液已形成血肿包块者。腹腔血肿包块形成,腹痛逐步减轻,可有下腹坠胀或便意感,阴道出血逐渐停止。舌质暗,苔薄白,脉弦细。

二、护理方案

(一) 专科护理评估

1. **停经史** 询问月经史,以推断停经时间。

2. **孕产史** 了解患者生育情况及有无流产病史。

3. 询问患者有无输卵管绝育史及手术史,有无放置宫内节育环。

4. 评估阴道出血的色、质、量、气味,有无肛门坠胀感及胚胎组织物排出。

5. 评估腹痛的部位、程度、性质、时间、伴随症状及诱发因素。

6. **身心状况** 评估心理状况及全身情况,观察有无面色苍白、四肢厥冷、脉搏弱、快及血压下降等休克症状。

7. 相关检查结果。

(二) 常见症状施护

1. **腹痛**

(1)观察腹痛的部位、程度、性质、时间、伴随症状、诱发因素及生命体征情况,出现腹痛剧烈,面色苍白、四肢厥冷、血压下降时,应做好手术及抢救准备。

(2)卧床休息,避免突然改变体位和增加腹压的动作,保持二便通畅。

(3)积极治疗咳嗽、呕吐、便秘等症状。

(4)严格控制饮食量,防止过饱。

(5)指导患者采取有节律呼吸、听音乐等分散注意力。

(6)不稳定型患者严禁腹部热敷。

(7)按医嘱予中药贴敷。

(8)遵医嘱使用天花粉等中药杀胚。

2. **阴道出血**

(1)观察阴道出血的色、质、量、气味,有无肛门坠胀感及胚胎组织物排出。

(2)保持外阴清洁,每日用温水清洗外阴,勤换内裤、护垫,以防感染。

(3)收集会阴垫,评估出血量,出血量多时卧床休息,协助生活护理。

(4)中药贴敷:遵医嘱予中药贴敷下腹部。

3. **晕厥/休克**

(1)予抗休克卧位,绝对卧床休息,避免搬动患者,监测生命体征、血氧饱和度、神志、尿量等变化。

(2)立即予吸氧,建立静脉通道快速补液,同时进行交叉配血,做好输血的准备。

(3)注意保暖,避免受凉。

(4)禁食、禁饮。

(5)遵医嘱做好各项术前准备。

(6)行情志护理,消除其恐惧心理。

(三)围手术期特色护理

1. **尿潴留**

(1)艾灸:遵医嘱取关元、气海、中极等穴位。

(2)中药药熨:遵医嘱选用吴茱萸、莱菔子、白芥子等中药加热后(温度60~70℃)作用于下腹部,每次15~20分钟,每日1~2次。

2. **促进胃肠功能恢复**

(1)穴位按摩:遵医嘱取足三里、内关、中脘等穴位按摩。

(2)中药药熨:遵医嘱选用吴茱萸、莱菔子、白芥子等中药加热后(温度60~70℃)作用于胃脘部,每次15~20分钟,每日1~2次。

(3)穴位贴敷:遵医嘱予中药贴敷中脘、上脘、内关、足三里、天枢等穴位。将研磨好的药物调成糊状,贴敷于相应穴位上4~6小时,每日1次。

(4)穴位注射:遵医嘱取维生素B_6针予双足三里穴位注射,每日1次。

3. **预防下肢静脉栓塞**

(1)穴位按摩:遵医嘱下肢循经取涌泉、解溪、昆仑、太溪、阴陵泉、委中、血海等穴位循经按摩;或拍打涌泉穴,每次200下,每天2次。

(2)指导踝泵运动,鼓励患者尽早下床活动。

(四)给药护理

1. **内服药**

(1)中药与西药的服药时间应间隔30分钟左右。

(2)中药汤剂:中药汤剂宜浓煎,饭前温服。

(3)服用活血化瘀药时,注意观察腹痛、阴道出血及有无胚胎组织物排出。

2. **注射药** 使用中药注射剂与西药注射剂之间要用生理盐水做间隔液。

3. **外用中药** 使用中药贴敷时注意观察局部皮肤有无皮疹、发红等不良反应。

4. 使用药物杀胚时,观察有无不良反应,做好口腔护理。使用甲氨蝶呤治疗的患者禁止服用含叶酸的多种维生素。

5. 用药期间注意观察有无腹痛、胃肠不适等反应,并注意观察阴道流血的色、质、量,如阴道流血量多如注,要报告医生处理。

(五)饮食护理

1. **基本原则** 饮食以富营养、清淡易消化为原则,指导患者摄取足够的营养,尤其富含铁蛋白的食物,如鱼肉、黑木耳等。忌辛辣刺激、海腥之品,如辣椒、虾、蟹等。控制饮食量,防止过饱而造成腹压升高。

2. **辨型施膳**

(1)未破损期及不稳定型患者以流质、半流质饮食为宜。

(2)休克型患者遵医嘱禁食。

(3)包块型患者宜破瘀消结,养血益气之品,如北芪当归桃仁炖鸡;手术后患者宜健脾益气通腑之品,如陈皮瘦肉汤、北芪党参白术煲瘦肉。

(六)健康教育

1. **生活起居**

(1)慎起居,避免突然改变体位和增加腹压的动作。

(2)避风寒,避免感受风寒引起咳嗽。

(3)劳逸结合,包块型患者鼓励患者适当活动,其他证型患者应卧床休息。

(4)不稳定型患者禁止腹部热敷和不必要的妇科检查。

(5)注意月经期、产褥期和性生活卫生,保持外阴部清洁,防止发生盆腔感染。

(6)保持二便通畅,养成定时排便的习惯,预防便秘。

(7)手术后禁盆浴、性生活1个月。

2. **情志护理**

(1)异位妊娠的患者尤其是未婚及初孕患者顾虑多,心理负担重,对今后能否生育存有疑虑。护理人员应解答患者的疑问,多关心、体谅她们,针对不同原因耐心地给予有针对性的解释和安慰等疏导工作,使其以积极的心理状态配合治疗。

(2)加强与患者的沟通,以稳、准、快的工作方式取得患者的信任,减轻患者的焦虑和恐惧,帮助其建立治病信心。

3. **定期随访**

(1)告知患者随访的目的、时间、联系方式。

(2)指导患者避孕至少半年,告知患者输卵管妊娠者中有10%的再发生率和50%~60%的不孕率,告诫患者下次妊娠要及时就医,并且不宜轻易终止妊娠。

(3)出院1个月后门诊复诊,按医嘱定期抽血人绒毛膜促性腺激素(HCG)至正常水平为止,不适随诊。

第四节 癥瘕(子宫肌瘤)中医护理规范

一、中西医病名和常见证候要点

(一) 中医病名：癥瘕

因内伤七情或素体禀赋不足气血虚弱，经、产后感受外邪，致使瘀血内蓄子宫，日久形成癥块，以妇女下腹有结块、伴有或痛、或胀、或满，甚或出血者，称为"癥瘕"。病位在胞宫。

(二) 西医病名：子宫肌瘤

是女性生殖器最常见的良性肿瘤，由平滑肌及结缔组织组成，多无明显症状，仅在体检时偶然发现。症状与肌瘤部位、有无变性有关，常见症状有月经改变，下腹部包块，白带增多，压迫症状，腹痛、腰酸，不孕或流产等。

(三) 常见证候要点

1. **气滞血瘀证** 下腹部包块质硬，下腹胀满，月经先后无定期，经期延长，月经量多，有血块，色紫黑；精神抑郁，心烦易怒，善太息，胸胁胀闷，乳房胀痛，面色晦暗，肌肤不润；舌紫暗，舌尖、边有瘀点或瘀斑，苔薄白，脉弦涩。

2. **寒凝血瘀证** 下腹部包块质硬，小腹冷痛，喜温畏冷，月经后期，量少，色暗淡，有血块；面色晦暗或有暗斑，形寒肢冷，手足不温；舌暗，舌边、尖有瘀点或瘀斑，苔白，脉弦紧。

3. **痰湿瘀阻证** 下腹部包块按之不坚，时或作痛，月经后期或闭经，经质黏稠，有血块；形体肥胖，胸脘痞闷，恶心欲呕，肢体困倦，头晕嗜睡，带下量多，色白质黏稠；舌暗紫，舌边、尖有瘀点瘀斑，苔白厚腻，脉沉滑。

4. **肾虚血瘀证** 下腹部包块或触痛，月经后期，量或多或少，经色紫暗，有血块；腰膝酸软，头晕耳鸣，不孕，夜尿频，性欲低下；舌淡暗，苔薄白，脉沉涩。

5. **气虚血瘀证** 下腹部包块按之不坚，小腹空坠，经期或经后腹痛，月经量多，经期延长，经色淡红，有血块；面色苍白或晦暗，神疲乏力，气短懒言，头晕目眩，语声低微，倦怠嗜卧，纳少便溏；舌质暗淡，舌尖边有瘀斑，苔白，脉弦细涩。

6. **湿热瘀阻证** 下腹部包块疼痛拒按，带下量多色黄，月经量多，经期延长，有血块，质黏稠；头晕目赤，发热咽干，烦躁易怒，便秘，尿少色黄，肌肤甲错，夜寐不安；舌质暗红，舌边有瘀点瘀斑，苔黄腻，脉弦滑数。

二、护理方案

(一) 专科护理评估

1. **月经史** 询问月经周期及经期，观察月经的量、色、质的变化；有无伴随疼痛及疼痛的部位、性质、程度等。

2. **孕产史** 有无(因子宫肌瘤所致的)不孕或流产史。

3. **带下情况**　带下量、色、质的变化,有无异味。

4. **下腹包块**　下腹包块的大小、性质、活动度及其发展趋向,有无压痛,边缘是否光滑。

5. **用药史**　是否长期使用雌、孕激素。

6. **压迫症状**　有无尿频尿急、排尿障碍、里急后重、排便不畅等。

7. 有无腰部酸痛、下腹坠胀、下腹疼痛及其性质、程度。

8. 评估有无面色苍白或萎黄、头晕、乏力、气短、心慌等贫血症状。

（二）常见症状施护

1. **月经改变**

（1）观察阴道出血的性质、量、色,有无头晕、腹痛等伴随症状及生命体征的变化。

（2）收集会阴垫,评估出血量。

（3）保持外阴清洁,每日用温开水清洗外阴 1~2 次。

（4）保证睡眠,避免过劳和剧烈运动。

（5）阴道出血量多者应严密观察并记录生命体征变化情况,嘱患者卧床休息,注意保暖,做好安全保护,防跌仆。

（6）艾灸:遵医嘱取双隐白、大敦、三阴交等穴位施灸。

（7）需输血或行刮宫术止血者,做好输血及手术护理;如用药物治疗止血,需严格按医嘱给药。

2. **下腹包块**

（1）评估下腹包块的大小、性质、活动度及伴随症状。

（2）避免劳累或剧烈运动。

（3）中药贴敷:遵医嘱将侧柏叶、黄柏、泽兰、薄荷等药制成双柏散粉剂,加水调制成大小约 15cm×20cm,厚 0.5~1cm 的药膏,敷于下腹部,用胶布固定,一般持续 4~6 小时,每日 1~2 次。

（4）使用药物治疗者,需严格按医嘱给药,并向患者说明用药目的、剂量、方法及可能出现的不良反应及应对措施。

3. **白带增多**

（1）观察白带量、色、质的变化,有无阴道排液、臭味、夹血。

（2）指导患者注意个人卫生,保持外阴清洁,每日温开水清洗外阴,勤换内裤。

（3）会阴抹洗:遵医嘱选用专科制剂舒康宁洗液进行会阴抹洗,每日 1~2 次。

（4）艾灸:遵医嘱取足三里、气海、关元、三阴交等穴位施灸。

4. **压迫症状**

（1）评估排尿、排便的次数、量及伴随症状。

（2）中药药熨:遵医嘱选用吴茱萸、莱菔子、苏子等中药加热后（温度 60~70℃）作用于下腹部,每次 15~20 分钟,每日 1~2 次。

（3）必要时遵医嘱导尿。

（4）排便不畅时增加富含纤维素的食物及水果,每日晨起空腹喝一杯淡盐水或用温开水冲蜜糖,必要时遵医嘱用药,促进排便。

5. 腹痛、腰酸

(1)观察腹痛、腰酸的程度及伴随症状。

(2)注意腰部和腹部保暖,经期注意防潮防湿,避免下水作业,避免寒湿之邪入侵。

(3)中药贴敷:遵医嘱选用痹痛膏贴敷下腹部及腰骶部,每天 1 次,贴敷 4~6 小时。

(4)中药药熨:遵医嘱选用王不留行籽、补骨脂、白芥子等中药,加热后(温度 60~70℃)用于患处,每次 15~20 分钟,每日 1~2 次。

(三)围手术期特色护理

1. 促进睡眠

(1)耳穴贴压:遵医嘱取神门、内分泌、心、肾、交感等穴位,采用王不留行籽用胶布贴于相应穴位上,隔日更换 1 次,双耳交替。

(2)开天门(穴位按摩):遵医嘱运用推拿手法,作用于头面部上星、印堂、头维、攒竹、百会、太阳、风池等穴位,睡前 1 次。

(3)中药沐足:遵医嘱选用养血安神方沐足,每日睡前 1 次。

2. 促进胃肠功能恢复

(1)穴位按摩:遵医嘱按摩足三里、内关、中脘、公孙等穴位。

(2)中药药熨:遵医嘱将莱菔子、吴茱萸、苏子等中药加热后(温度 60~70℃)作用于胃脘部,每次 15~20 分钟,每日 1~2 次。

(3)穴位贴敷:遵医嘱予中药贴敷中脘、上脘、内关、足三里、天枢等穴位。将研磨好的药物调成糊状,贴敷于相应穴位上 4~6 小时,每日 1 次。

(4)穴位注射:遵医嘱取维生素 B_6 针予双足三里穴位注射,每日 1 次。

3. 预防下肢静脉栓塞

(1)穴位按摩:遵医嘱下肢循经取涌泉、解溪、昆仑、太溪、阴陵泉、委中、血海等穴位循经按摩;或拍打涌泉穴,每次 200 下,每天 2 次。

(2)指导踝泵运动,鼓励患者尽早下床活动。

4. 尿潴留

(1)艾灸:遵医嘱取关元、气海、中极、三阴交、足三里等穴施灸。

(2)中药药熨:遵医嘱选用吴茱萸、莱菔子、白芥子等中药加热后(温度 60~70℃)作用于下腹部,每次 15~20 分钟,每日 1~2 次。

(四)给药护理

1. 内服药

(1)中药与西药的服药时间应间隔 30 分钟左右。

(2)中药汤剂:中药宜空腹温热服。

(3)中成药:宜饭后服用。口服桂枝茯苓丸注意经期停服,服药期间忌辛辣刺激之品,不宜喝茶、绿豆汤。

2. 注射药 使用中药注射剂与西药注射剂之间要用生理盐水做间隔液。使用促性腺激素释放激素类似物时注意观察有无潮热、出汗、胃肠不适等不良反应。

3. 外用中药 使用中药贴敷时注意观察局部皮肤有无皮疹、发红等不良反应。

4. 用药期间注意观察有无腹痛、胃肠不适等反应,并注意观察阴道流血的色、质、量,如阴道流血量多如注,要报告医生处理。

5. 注意观察用药后不良反应,服用化瘀消癥药物者不可随意外出,以防阴道出血量突然增多,发生意外。

(五) 饮食护理

1. 基本原则　饮食宜高蛋白、高维生素,多进食活血化瘀、消积除癥之品。忌生冷辛辣之品,以免损伤脾胃。

2. 辨证施膳

(1)气滞血瘀证:宜行气活血,化瘀消癥的食品,如山楂、木耳、桃仁、佛手、陈皮等。忌辛热燥辣、肥甘厚腻的食品,如肥肉、烤肉等。

(2)寒凝血瘀证:宜温经散寒化瘀之品,如当归、川芎、生姜、小茴香等。忌生冷、性凉及肥腻食品,如柿子、螃蟹、蚌肉、海带等。

(3)痰湿瘀阻证:宜化痰除湿,活血消癥之品。如砂仁、薏苡仁、陈皮、山楂、萝卜等,忌肥甘油腻、生痰助湿之品。

(4)肾虚血瘀证:宜补肾活血之品,可选用山茱萸、桑寄生、党参、核桃、猪腰、山药、茯苓等。

(5)气虚血瘀证:宜益气活血,消癥散结之品,如人参、党参、熟地黄、茯苓、黄芪、川芎、桃仁等。

(6)湿热瘀阻证:宜清热利湿,化瘀消癥之品,如茯苓、藕、扁豆、冬瓜、赤小豆等。

3. 手术患者饮食调护

(1)术前:清淡饮食,忌肥甘厚腻、难以消化的食物,避免进食奶类、糖类、豆类等产气之品。

(2)术后:根据恢复情况指导患者进食健脾通腑、益气生肌之品,如陈皮瘦肉汁、黄芪生鱼汤、党参黄芪白术瘦肉汤。

(六) 健康教育

1. 生活起居

(1)注意防寒保暖,避免重体力劳动,适当参加户外活动,劳逸结合,避免剧烈运动及负重过大。

(2)保持大便通畅,养成定时排便的习惯,忌大便努挣。

(3)注意经期卫生,勤换内裤,保持外阴清洁。

(4)避免从事增加盆腔充血的活动,如跳舞、久坐、久站、久蹲。

(5)注意个人卫生,提倡淋浴,手术患者术后 3 个月方可洗盆浴。

(6)一般情况下,子宫肌瘤剔除者 1 个月内禁止性生活,全子宫切除患者 3 个月内禁止性生活。

(7)术后未经医护人员评估,避免阴道灌洗等操作。

2. 情志护理

(1)与患者建立良好的护患关系,耐心讲解疾病知识,告知患者子宫肌瘤属于良性肿瘤,

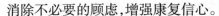

消除不必要的顾虑,增强康复信心。

(2)主动与患者交流,充分了解患者的心理状态,告知患者手术对自身形象及夫妻生活不会带来大的影响,消除患者的思想顾虑,使其处于最佳的生理及心理状态,愉快地接受治疗。

(3)争取患者的家庭支持,鼓励家属多陪伴患者,给予亲情关怀。

3. 康复锻炼 根据患者情况,在医护人员指导下选择八段锦、盆腔康复操等进行锻炼。

4. 定期随访

(1)告知患者随访的目的、时间、联系方式。

(2)随访观察的患者每 3~6 个月随访 1 次。

(3)药物治疗患者用药后 1 个月随访 1 次,以后每 3 个月随访 1 次。

(4)手术后患者出院后 1 个月返院复查。

(5)如出现超过月经量的阴道出血、异常分泌物、下腹疼痛等症状要及时就诊。

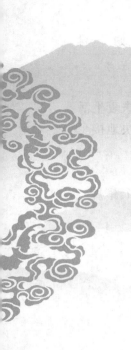

第十章　外　　科

第一节　精癃(前列腺增生)中医护理规范

一、中西医病名及常见证候要点

(一)中医病名:精癃

精癃是由于肾元亏虚等多种原因,导致精室肿大,膀胱气化失司,以排尿困难和尿潴留为主要临床表现的一种病证。

(二)西医病名:前列腺增生

前列腺增生又称良性前列腺增生症(BPH),俗称前列腺肥大,是老年男性的常见病,以尿频、排尿困难和尿潴留为主要临床表现。

(三)常见证候要点

1. **肺热失宣证**　小便不畅或点滴不通。兼见咽干,口燥,胸闷,呼吸不利,咳嗽咳痰。舌质红,苔薄黄,脉滑数。

2. **湿热下注证**　尿少黄赤,尿频涩痛,点滴不畅,甚至尿闭,小腹胀满。口渴不欲饮,发热或大便秘结。舌质红,苔黄腻,脉数。

3. **中气下陷证**　小腹坠胀,小便欲解不爽,尿失禁或夜间遗尿。精神倦怠,少气懒言。舌质淡,苔薄白,脉濡细。

4. **肾阴亏虚证**　小便频数不爽,淋滴不尽。伴有头晕目眩,腰酸膝软,失眠多梦,咽干。舌红,苔黄,脉细数。

5. **肾阳虚损证**　排尿无力,失禁或遗尿,点滴不尽。面色㿠白,神倦畏寒,腰膝酸软无力,手足不温。舌质淡。苔白,脉沉细。

6. **气滞血瘀证**　小便努责方出或点滴全无,会阴、小腹胀痛,偶有血尿或血精。舌质紫暗或有瘀斑,苔白或黄,脉沉弦或细涩。

二、护理方案

（一）专科护理评估

1. 患者发生前列腺增生的年龄,既往疾病史。

2. 患者有无肾积水及程度;肾功能的情况;患者对手术的耐受性。

3. B超显示前列腺的大小、残余尿量;尿流率示尿路梗阻程度。

4. **排尿症状评估** 参照国际前列腺症状评分(I-PSS)进行评估,主要包括患者排尿困难的程度、夜尿次数,有无血尿、膀胱刺激症状。

5. 生活质量指数评估。

（二）常见症状施护

1. **尿频尿急**

(1)评估夜尿次数、有无合并尿路感染。

(2)嘱患者于急性发作期间注意休息。指导从事一些感兴趣的活动,如听轻音乐、欣赏小说、看电视和室友聊天等,以分散患者对自身不适的注意力,减轻患者焦虑,缓解尿频尿急。

(3)做好个人卫生,保持会阴部清洁、干爽,及时更换尿湿的内衣裤,减少感染机会。

(4)中药药熨:遵医嘱选用莱菔子、决明子等中药,加热后(温度 60~70℃)热熨膀胱,每日 2 次。

(5)中药离子导入:遵医嘱取膀胱俞、肾俞等穴位,每天 2 次。

2. **排尿困难、尿失禁**

(1)评估排尿困难的程度及伴随症状,并做好记录。

(2)鼓励患者自行排尿,让其听流水声或用温水冲洗会阴部诱导排尿。必要时以导尿,尿液排出后,注意观察尿的色、质、量,必要时留取尿液标本。

(3)做好患者生活护理,及时更换污染衣裤,保持会阴皮肤干洁。

(4)中药药熨:遵医嘱予中药五子散加热后热熨膀胱区,每次 20 分钟。

(5)艾灸:遵医嘱取肾俞、膀胱俞、气海、关元、中极、水道等穴施灸,以补法刺激,每日 2 次。

(6)中药离子导入:遵医嘱取肾俞、膀胱俞、气海、关元等穴位,每日 2 次。

3. **尿潴留**

(1)评估观察患者膀胱区胀痛情况。

(2)中药药熨:遵医嘱予中药五子散加热后热熨膀胱区,每次 20 分钟。

(3)艾灸:遵医嘱取肾俞、膀胱俞、气海、关元、中极、水道等穴施灸,以补法刺激。

(4)物理治疗无效,小腹胀痛,急迫难忍者,可用导尿法以缓其急。必要时留置尿管。观察尿液的颜色、性质、量等情况。第 1 次导尿放出的尿量不超过 1 000ml。

（三）围手术期特色护理

1. **睡眠障碍护理**

(1)耳穴贴压:遵医嘱取神门、肾、心、交感等穴位,隔日更换 1 次,双耳交替。

（2）开天门（穴位按摩）：遵医嘱运用推拿手法，作用于头面部上星、印堂、头维、攒竹、百会、太阳、风池等穴位，睡前 1 次。

（3）中药沐足：遵医嘱予中药沐足并配合足底穴位按摩。每晚睡前 1 次。

2. 术后疼痛护理

（1）中药药熨：遵医嘱选用莱菔子、白芥子等中药，加热后（温度 60~70℃）热熨患处，每次 15~20 分钟。

（2）中药贴敷：遵医嘱予温经止痛类中药药膏局部敷贴。

3. 术后便秘护理

（1）艾灸：术后 3 天内无大便者，遵医嘱取足三里、气海、支沟等穴位施灸，每日 2 次，每次 15~20 分钟。

（2）腹部按摩：遵医嘱予腹部按摩每天 4 次，为晨起、午睡醒后、早餐及晚餐后 1~3 小时进行，按顺时针方向按摩，以促进排便，防止因便秘引发继发性出血。

（3）穴位注射：遵医嘱选用维生素 B_1 注射液注射双足三里，每日 1 次，改善术后患者肠胃功能，促进排便。

4. 术后尿失禁护理

（1）盆底肌功能锻炼：遵医嘱予盆底肌功能锻炼可增加盆底肌的紧张度和收缩力，增加尿道阻力，对患者排尿功能的恢复起到很好的促进作用。

方法：有意识、有节律地收缩、放松尿道口及会阴部周围的肌肉，同时配合深呼吸，吸气时尽力收缩，持续 6~8 秒，呼气时放松，每次连续锻炼 5~10 分钟。患者可选择一天中的任何时间、任何体位进行，不必非要固定的姿势，在锻炼期间以不疲劳、轻松为宜。

（2）艾灸：遵医嘱取肾俞、膀胱俞、气海、关元、中极、水道等穴位，以补法刺激。每天 2 次，每次 20 分钟。

（3）术后尿失禁的患者，采用盆底肌功能锻炼，训练盆底肌及尿道括约肌功能，结合艾灸疗法，能有效改善术后患者的控尿能力，预防和治疗尿失禁。

（四）给药护理

关于中药汤剂的服法，湿热下注证及肺热失宣证患者宜餐后偏凉服，其他患者宜餐后温热服。服药期间禁食辛辣刺激性食物。

1. 注意与西药间隔 30 分钟左右服用。

2. 中药注射剂　中药注射剂应单独使用，与西药注射剂合用需冲管。

（1）血必净：不宜与其他活血化瘀注射剂合用，如确需使用，应加强监测。

（2）喜炎平：用药前询问患者用药史和过敏史，过敏体质者慎用。

3. 外用中药　观察局部皮肤有无不良反应。

（1）中药贴敷：遵医嘱予中药贴敷，敷药前询问患者有无过敏史，敷药后观察局部皮肤反应。

（2）中药药熨：遵医嘱予温度为 50~60℃中药药熨，对于年老及感觉障碍者，温度不超过50℃，使用过程中注意观察局部皮肤有无不良反应。

（五）饮食护理

1. **基本原则** 饮食宜清淡，多饮水，加强高纤维和植物性蛋白摄入，多食新鲜蔬菜、水果、粗粮、蜂蜜等，禁烟酒，忌辛辣刺激食物。

2. **辨证施膳**

（1）湿热下注证：饮食宜清淡、清热化湿利尿之物，如冬瓜薏米猪骨汤、西瓜汁、绿豆汤等。忌厚味油腻之物。

（2）肺热失宣证：饮食宜清热宣肺之物，如南北杏无花果瘦肉汤等。忌辛辣刺激、肥甘香燥生痰之品。

（3）肾阴亏虚证：饮食宜滋阴补肾之物。如糯米、芝麻、茯苓等。禁食辛辣、油腻及过咸之品。食疗方：茯苓熟地煲乌鸡。

（4）肾阳虚损证：饮食宜温阳补肾之物。如大枣、核桃、怀山药等。忌生冷寒凉之品。食疗方：怀山枸杞瘦肉粥、杜仲猪骨汤。

（5）中气下陷证：饮食宜补中益气。多摄入猪瘦肉、鱼肉、鸡蛋等血肉有情之品。忌寒凉峻猛泄泻之物。食疗方：黄芪乌鸡汤。

（6）气滞血瘀证：饮食宜行气活血之物，如佛手黄芪丹参乌鸡汤等。忌辛热燥辣、肥甘厚腻的食物。

（六）健康教育

1. **生活起居**

（1）加强会阴部清洁，防止尿路感染。

（2）注意气候变化，防止受凉，坚持体育锻炼，选择适当运动，如气功、太极拳、八段锦等。

（3）注意良好的生活方式，保持平和心态，不宜过劳，适当多饮水，不憋尿。

（4）性生活要有规律，不可纵欲。

（5）术后 1~2 个月内避免久坐、憋尿、提重物及剧烈活动，禁止骑单车，防止继发性出血。TUR-P 术后 1 个月、开放手术术后 2 个月可逐渐恢复性生活。

2. **情志护理**

（1）需手术者向其解释手术的必要性、手术方式及注意事项。

（2）精癃术后恢复时间较长，患者多有生活不便焦虑，要提前向患者说明情况，做好情志护理。

（3）争取患者的家庭支持，鼓励家属多陪伴患者，给予亲情关怀。

3. **功能锻炼** 盆底肌肉功能锻炼结合艾灸疗法促进术后患者排尿功能恢复。

［附一］国际前列腺症状评分（I-PSS）

国际前列腺症状评分（international prostate symptom score，I-PSS）用于定量评估良性前列腺增生患者症状严重程度，也可用于比较各种治疗的疗效（表 10-1）。

表 10-1　国际前列腺症状评分（I-PSS）

| 在最近 1 个月内,您是否有以下症状? | 无 | 在 5 次中 | | | | | 症状 |
		少于一次	少于半数	大约半数	多于半数	几乎每次	评分
1. 是否经常有尿不尽感?	0	1	2	3	4	5	
2. 两次排尿间隔是否经常小于 2 小时?	0	1	2	3	4	5	
3. 是否曾经有间断性排尿?	0	1	2	3	4	5	
4. 是否有排尿不能等待现象?	0	1	2	3	4	5	
5. 是否有尿线变细现象?	0	1	2	3	4	5	
6. 是否需要用力或使劲才能开始排尿?	0	1	2	3	4	5	
7. 从入睡到早起一般需要起来排尿几次?	没有	1 次	2 次	3 次	4 次	5 次	
	0	1	2	3	4	5	
症状总评分 =							

注:I-PSS 总分为 0~35 分,其中轻度症状为 8~19 分;重度症状为 20~35 分。得分越高,表明患者下尿路症状越严重。

［附二］生活质量评分

临床采用生活质量评分（quality of life score,QOL）（表 10-2）以了解良性前列腺增生症状对患者生活影响的程度。

表 10-2　生活质量评分（QOL）

	高兴	满意	大致满意	还可以	不太满意	苦恼	很糟
如果在您今后的生活中始终伴有现在的排尿症状,您认为如何?	0	1	2	3	4	5	6
生活质量评分（QOL）=							

注:总分 0~6 分,得分越高,说明患者受下尿路困扰程度及忍受程度越严重。

第二节　尿血（腺性膀胱炎）中医护理规范

一、中西医病名及常见证候要点

(一)中医病名:尿血

尿血是指小便中混有血液,甚至血块的一种病证,属中医"血证"范畴。《黄帝内经》称其为溲血、溺血。

(二) 西医病名:腺性膀胱炎

腺性膀胱炎是一种特殊类型的膀胱移行上皮化生性和/或增殖性病变。本病好发于女性,且成人和儿童均可发病,病因复杂,有发展为恶性肿瘤的可能。

(三) 常见证候要点

1. **下焦热盛证** 小便黄赤灼热,尿血鲜红,心烦口渴,面赤口疮,夜寐不安,舌质红,脉数。

2. **肾虚火旺证** 小便短赤带血,头晕耳鸣,神疲,颧红潮热,腰膝酸软,舌质红,脉细数。

3. **肾气不固证** 久病尿血,血色淡红,头晕耳鸣,精神困惫,腰脊酸痛,舌质淡,脉沉弱。

4. **脾不统血证** 久病尿血,甚或兼见齿衄、肌衄,食少,体倦乏力,气短声低,面色不华,舌质淡,脉细弱。

二、护理方案

(一) 专科护理评估

1. 患者是否有尿路结石及感染病史等。

2. 了解患者是否有尿频、尿急、尿痛等排尿不适症状。

3. 尿液的颜色、质、量、有无血块,及恶寒、发热、腰腹疼痛等状况。

4. 由于久治不愈,患者生活质量下降,评估患者心理-社会状况,有无焦虑、抑郁、失眠等。

(二) 常见症状施护

1. **尿路刺激征**

(1) 评估尿路刺激征的程度、有无尿路感染。

(2) 保持身心两方面的休息,嘱患者于急性发作期间注意休息,心情尽量放松。指导患者从事一些感兴趣的活动,分散注意力,缓解尿路刺激征症状。

(3) 积极预防泌尿系感染,保持会阴部干洁,勿穿过紧的裤子,女性内裤使用时间不应过长,应3个月更换1次,平日应在太阳下暴晒。

(4) 多饮水,平日饮水量3 000ml左右,并定时排尿,不憋尿,睡前少饮水,排空膀胱。

(5) 中药药熨:遵医嘱选用莱菔子、决明子等中药,加热后(温度60~70℃)热熨膀胱区,每日2次。

(6) 艾灸:遵医嘱取肾俞、膀胱俞、气海、关元、中极、水道等穴位,以补法刺激,每日2次。

(7) 中药离子导入治疗:遵医嘱将中药导入肾俞、膀胱俞、气海、关元等穴,每日2次。

2. **血尿**

(1) 评估血尿色、量的变化,以及血压、体温、面色、舌象、脉搏、神志的变化,并做好记录。

(2) 安慰患者,避免情绪过度紧张。

(3) 血尿严重时,按医嘱应用止血药物。

(4) 遵医嘱针刺双隐白、血海等穴位,每日1次。

（三）围手术期特色护理

1. 睡眠障碍护理

（1）耳穴贴压：遵医嘱取神门、肾、心、交感等穴位，隔日更换 1 次，双耳交替。

（2）开天门（穴位按摩）：遵医嘱运用推拿手法，作用于头面部上星、印堂、头维、攒竹、百会、太阳、风池等穴位，睡前 1 次。

（3）遵医嘱予中药沐足配合足底穴位按摩，每晚睡前 1 次。

2. 术后疼痛护理

（1）中药药熨：遵医嘱选用莱菔子、白芥子等中药，加热后（温度 60~70℃）热熨患处，每次 15~20 分钟。

（2）中药贴敷：遵医嘱温经止痛类中药药膏予局部敷贴。

3. 术后便秘护理

（1）艾灸：术后 3 天内无大便者，遵医嘱取足三里、气海、支沟等穴位施灸，每日 2 次，每次 15~20 分钟。

（2）腹部按摩：遵医嘱予腹部按摩每天 4 次，为晨起、午睡醒后、早餐及晚餐后 1~3 小时进行，顺时针方向按摩，以促进排便，防止因便秘引发继发性出血。

（3）穴位注射：遵医嘱选用维生素 B_1 注射液进行穴位注射，选穴双足三里，每日 1 次，改善术后患者肠胃功能，促进排便。

4. 排尿不畅、尿潴留

（1）艾灸：遵医嘱取关元、气海、中极、膀胱俞等穴施灸。

（2）中药药熨：遵医嘱选用莱菔子、白芥子等中药，加热后（温度 60~70℃）热熨膀胱区，每次 15~20 分钟。

（3）中药离子导入：遵医嘱使用中药结合直流电治疗仪，将药物导入相应穴位，改善膀胱血液循环，促进膀胱括约肌的蠕动，促进尿液排出。

（4）盆底肌功能锻炼：遵医嘱予盆底肌功能锻炼可增加盆底肌的紧张度和收缩力，增加尿道阻力，对患者排尿功能的恢复起到很好的促进作用。

方法：有意识、有节律地收缩、放松尿道口及会阴部周围的肌肉，同时配合深呼吸，吸气时尽力收缩，持续 6~8 秒，呼气时放松，每次连续锻炼 5~10 分钟。患者可选择一天中的任何时间、任何体位进行，不必非要固定的姿势，在锻炼期间以不疲劳、轻松为宜。

5. 膀胱灌注的护理

（1）术后需膀胱灌注药物特别是化疗药物者，提前向患者说明。

（2）及时做好健康指导，指导灌注后体位、饮食等膀胱灌注的注意事项，做好安全防护。

（3）灌注化疗药物者，密切观察灌注后患者生命体征、精神状况等各方面的情况，观察有无副反应。

（4）穴位按摩：遵医嘱予按摩足三里、三阴交、关元、中脘、太溪等穴位。

（5）艾灸：遵医嘱选择足三里、内关等穴位，以泻法。每日 2 次，每次 20~30 分钟。

（四）给药护理

1. 口服中药　下焦热盛型、肾虚火旺证中药宜餐后偏凉服；脾不统血证、肾气不固证中药宜餐后温热服。服药期间禁食辛辣刺激性食物。

2. 注意与西药间隔 30 分钟左右。

3. **中药注射剂** 中药注射剂应单独使用,与西药注射剂合用需冲管。

喜炎平:用药前询问患者用药史和过敏史,过敏体质者慎用。

4. **外用中药** 观察局部皮肤有无不良反应。

(1)中药贴敷:敷药前询问患者有无过敏史,敷药后观察局部皮肤反应。

(2)中药药熨:温度为 50~60℃,不宜超过 70℃,对于年老及感觉障碍者,温度不超过 50℃,使用过程中观察局部皮肤有无不良反应。

(五) 饮食护理

1. **基本原则** 加强营养,多吃高蛋白、高维生素饮食,忌食油炸、辛辣刺激性食物。在指导患者饮食期间,动态观察患者的胃纳情况和舌苔变化,随时更改饮食计划。

2. **辨证施膳**

(1)下焦热盛证:饮食宜清热泻火、凉血止血,清淡无刺激的食物,如冬瓜瘦肉汤、西瓜水、梨汁或绿豆汤等,多饮水,忌食辛辣厚味之品,忌饮酒。

(2)肾虚火旺证:饮食宜清热补肾,清淡无刺激的食物。可进食南北杏无花果瘦肉、怀山药茯苓炖鸡等。忌肥甘香燥、辛辣刺激之品。

(3)脾不统血证:饮食宜补脾摄血之物。如黄芪大枣煲乌鸡等,禁食辛辣、油腻及过咸之品。

(4)肾气不固证:饮食宜补益肾气,固摄止血之物。如熟地山药瘦肉粥等。忌生冷寒凉之品。

(六) 健康指导

1. **生活起居**

(1)病室环境宜通风、干燥、安静。

(2)加强锻炼,增强体质。注意个人卫生,养成良好的生活习惯。

(3)指导患者养成有规律的生活习惯,忌吸烟、饮酒,注意防寒保暖。

(4)腺性膀胱炎是一种膀胱黏膜上皮反应性增生病变,多数学者认为是一种良性病变,但有恶变的可能,向患者耐心解释定期灌注复查的重要性,积极配合医生检查,长期治疗是治愈的关键所在。

2. **情志护理**

(1)因该疾病病程较长,需要坚持长期治疗,患者多有焦虑情绪,应密切观察患者情绪变化,做好情志调护。

(2)耐心向患者及其家属讲解疾病原因,向患者介绍有关疾病知识和治疗成功的经验,鼓励患者树立战胜疾病的信心,避免紧张情绪和不良刺激。

(3)指导患者掌握自我排解不良情绪的方法,如转移法、音乐疗法、谈心释放法等。

3. **功能锻炼** 根据患者病情,在医护人员指导下可适当进行盆底肌功能锻炼。

4. **定期复诊** 向患者解释定期灌注及复诊的重要性,按时进行膀胱灌注治疗及膀胱镜检查。如膀胱刺激及血尿症状严重,应及时返院治疗。

第三节 石淋(泌尿系结石)中医护理规范

一、中西医病名及常见证候要点

（一）中医病名：石淋

石淋又称砂淋、沙石淋。以小便涩痛,尿出砂石,或排尿时突然中断,尿道窘迫疼痛、少腹拘急、腰腹绞痛难忍为主要表现。多因下焦积热,煎熬水液所致。病位在膀胱和肾,且与肝脾有关。

（二）西医病名：泌尿系结石

泌尿系结石又称尿石症,即尿液中的矿物质结晶体在泌尿系统沉积,是泌尿系统常见疾病之一。泌尿系结石包括上尿路结石(肾结石、输尿管结石)和下尿路结石(膀胱结石、尿道结石)。

（三）常见证候要点

1. **气滞血瘀证** 发病急骤,腰腹胀痛或绞痛,疼痛向外阴部放射,尿频尿急,尿黄或赤。舌暗红或有瘀斑,脉弦或弦数。

2. **湿热下注证** 腰痛或小腹痛,或尿流突然中断,尿频,尿急,尿痛,小便混赤,或为尿血,口干欲饮。舌红苔黄腻,脉弦数。

3. **肾阴虚证** 头昏耳鸣,腰酸腿痛,小便淋沥或不爽,失眠多梦,时有低热,心悸气短。舌质红或少苔,脉细数。

4. **肾阳虚证** 腰腿酸重,精神不振,四肢欠温或下半身常有冷感,尿频或小便不利,夜尿多。舌质淡苔白,脉沉细弱。

二、护理方案

（一）专科护理评估

1. 发病史;诱因;有无家族史、地域及饮食特点及饮水习惯;既往疾病病史。

2. 结石的位置、大小、数量。

3. 疼痛部位、性质、程度、体位等状况。

4. 有无与活动相关的血尿、疼痛;尿血的程度、量;尿中有无砂石排出。

5. 评估排尿情况,有无少尿、无尿、贫血、水肿等肾功能受损的临床表现;有无发热、畏寒、寒战等严重感染时的全身症状。

（二）常见症状施护

1. **疼痛**

(1)评估疼痛发作的性质、程度伴随症状等变化,疼痛严重时卧床休息。

(2)加强情志护理,安慰患者,消除其紧张情绪。

(3)疼痛时指导取合适体位减轻疼痛,并加强保暖。

(4)中药药熨:遵医嘱选用莱菔子、白芥子等中药,加热后(温度60~70℃)热熨患处,每次15~20分钟。

(5)中药贴敷:遵医嘱予中药硬膏(双柏散)外敷局部,每日2次,4~6小时更换。

(6)中药离子导入:遵医嘱将药物(活血止痛液)导入患者相应穴位,每天2次,每次20分钟。

2. 血尿

(1)评估血尿色、量的变化,以及血压、体温、面色、舌象、脉搏、神志的变化,并做好记录。

(2)安慰患者,避免情绪过度紧张。

(3)血尿严重时,按医嘱应用止血药物。

(4)遵医嘱予针刺双隐白、血海等穴位。

3. 恶心呕吐

(1)保持病室环境安静、整洁、空气清新、避免异味刺激。

(2)及时清理呕吐物。

(3)艾灸:遵医嘱选择足三里、内关等穴位,以泻法。每日2次,每次20~30分钟。

(4)穴位贴敷:遵医嘱予中药贴敷足三里、内关等穴。

(5)耳穴贴压:遵医嘱选择脾俞、胃俞等穴位,隔日更换1次,双耳交替。

(三)围手术期特色护理

1. 睡眠障碍护理

(1)耳穴贴压:遵医嘱取神门、肾、心、交感等穴位,隔日更换1次,双耳交替。

(2)开天门(穴位按摩):遵医嘱运用推拿手法,作用于头面部上星、印堂、头维、攒竹、百会、太阳、风池等穴位,睡前1次。

(3)遵医嘱予中药沐足配合足底穴位按摩。每晚睡前1次。

2. 术后疼痛护理

(1)中药药熨:遵医嘱选用莱菔子、白芥子等中药,加热后(温度60~70℃)热熨患处,每次15~20分钟。

(2)中药贴敷:遵医嘱活血化瘀、温经止痛类中药药膏予局部敷贴。

3. 术后便秘护理

(1)艾灸:术后3天内无大便者,遵医嘱取足三里、气海、支沟等穴位,每日2次,每次15~20分钟。

(2)腹部按摩:遵医嘱予腹部按摩每天4次,为晨起、午睡醒后、早餐及晚餐后1~3小时进行,顺时针方向按摩。

(3)穴位注射:遵医嘱选用维生素B_1穴位注射,取双足三里,每日1次。

4. 尿潴留

(1)艾灸:遵医嘱取关元、气海、中极、膀胱俞等穴施灸。

(2)中药药熨:遵医嘱选用莱菔子、白芥子等中药,加热后(温度60~70℃)热熨膀胱区,每次15~20分钟,注意防烫伤。

（3）中药离子导入：遵医嘱使用中药结合直流电治疗仪，将药物导入相应穴位，改善膀胱血液循环，促进膀胱括约肌的蠕动，促进尿液排出。

（四）给药护理

1. 中药汤剂　除湿热下注证患者宜餐后偏凉服，其他患者均宜餐后温热服，同时注意与西药间隔 30 分钟左右。服药期间禁食辛辣刺激厚味之物。

2. 三金颗粒　餐后冲服，服药期间注意忌食生冷寒凉、辛辣刺激之物，不宜喝茶、绿豆汤。

3. 中药注射剂　中药注射剂应单独使用，与西药注射剂合用需冲管。

（1）血必净：不宜与其他活血化瘀注射剂合用，如确需使用，应加强监测。

（2）喜炎平：用药前询问患者用药史和过敏史，过敏体质者慎用。

4. 外用中药　观察局部皮肤有无不良反应。

（1）中药贴敷：敷药前询问患者有无过敏史，敷药后观察局部皮肤反应。

（2）中药药熨：温度为 50~60℃，不宜超过 70℃，对于年老及感觉障碍者，温度不超过 50℃，使用过程观察局部皮肤有无不良反应。

（五）饮食护理

1. 基本原则　饮食宜清淡易消化之物，多进食新鲜的蔬菜水果，多饮水，保持每日尿量在 2 000ml 以上，有利于减少晶体形成和促进结石的排出。大量饮水的同时，应根据结石成分调整饮食。

（1）尿酸结石者应低嘌呤饮食，多吃水果和蔬菜，碱化尿液。忌食动物内脏、海鲜、豆制品等。

（2）含钙结石者应合理摄入钙量，适当减少牛奶、奶制品、豆制品、坚果等含钙高的食物。

（3）草酸盐结石者应限制浓茶、菠菜、花生、芦笋等食物。

（4）磷酸钙和磷酸镁铵结石者应食低钙、低磷饮食，少食豆类、奶类、蛋黄食品。

2. 辨证施膳

（1）湿热下注证：饮食宜清淡、清热利湿之品，如冬瓜汤、薏米粥、西瓜汁等，大量饮水，3 000ml/d，以利湿之邪从小便排出，忌肥甘香燥、辛热燥辣之品。

（2）气滞血瘀证：饮食宜清淡、行气活血化瘀之品，如佛手陈皮泡水、丹参煲瘦肉等，忌肥甘香燥、辛辣刺激之品。

（3）肾阳虚证：饮食宜选用芝麻、黑豆、核桃肉、山药、大枣、莲子、龙眼肉、禽蛋、羊肉、杜仲煨猪腰等温补肾益气之品，忌寒凉、生冷食物。

（4）肾阴虚证：饮食宜滋肾养阴之品，如熟地山药乌鸡汤等。忌温补、伤津之物。

（六）健康教育

1. 生活起居

（1）加强会阴部清洁，勤换内裤，日常生活中注意预防和治疗泌尿系感染，泌尿系感染是尿石形成的主要局部因素，直接关系到尿石症的防治效果。

（2）坚持体育锻炼，选择适当运动，如气功、太极拳、八段锦等，增强体质。

（3）部分患者术后带双"J"管出院，期间如出现血尿、尿频尿痛，多为双 J 管刺激所致，一般多饮水及休息后可缓解。双 "J" 管未拔除期间避免跑步、篮球、骑单车等剧烈运动,避免支架移位或脱落。嘱患者术后 4 周后返院复查并拔除双 "J" 管。

2. 情志护理

(1)需手术者向其解释手术的必要性、手术方式及注意事项。

(2)争取患者的家庭支持,鼓励家属多陪伴患者,给予亲情关怀。

(3)针对个体情况进行个性化情志护理。

3. 功能锻炼 根据患者病情,在医护人员指导下可适当进行盆底肌肉功能锻炼。盆底肌功能锻炼可锻炼患者盆底肌及尿道括约肌的功能,对患者排尿功能的恢复起到很好的促进作用。

方法:有意识、有节律地收缩、放松尿道口及会阴部周围的肌肉,同时配合深呼吸,吸气时尽力收缩,持续 6~8 秒,呼气时放松,每次连续锻炼 5~10 分钟。患者可选择一天中的任何时间、任何体位进行,不必非要固定的姿势,在锻炼期间以不疲劳、轻松为宜。

4. 定期复诊 定期行 X 线或 B 超检查,观察有无残留结石或结石复发。若出现腰痛、腰胀、血尿、发热等症状,及时就诊。

主要参考文献

[1] 国家中医药管理局医政司. 关于印发中风等 13 个病种中医护理方案（试行）的通知 [EB/OL].(2013-05-20)[2021-08-25]. http://www. natcm. gov. cn/yizhengsi/gongzuodongtai/2018-03-24/2800. html.

[2] 国家中医药管理局医政司. 关于印发促脉证（阵发性心房颤动）等 20 个病种中医护理方案（试行）的通知 [EB/OL].(2014-03-27)[2021-08-25]. http://www. natcm. gov. cn/yizhengsi/gongzuodongtai/2018-03-24/2750. html.

[3] 国家中医药管理局医政司. 关于印发胃疡等 19 个病种中医护理方案（试行）的通知 [EB/OL].(2015-09-08)[2021-08-25]. http://www. natcm. gov. cn/yizhengsi/gongzuodongtai/2018-03-24/2705. html.

[4] 国家中医药管理局医政司. 关于印发《护理人员中医技术使用手册》的通知 [EB/OL].(2015-12-28)[2021-08-25]. http://www. natcm. gov. cn/yizhengsi/gongzuodongtai/2018-03-24/2691. html.

[5] 薛博瑜，吴伟. 中医内科学 [M]. 3 版. 北京：人民卫生出版社，2016.

[6] 王清海. 重点专科优势病种诊疗规范. 北京：人民卫生出版社，2016.

[7] 谢薇，李俊华. 中医适宜技术操作规范. 上海：同济大学出版社，2016.

[8] 张广清，彭刚艺. 中医护理技术规范. 广州：广东科技出版社，2012.

[9] 张广清，彭刚艺. 中医护理核心能力读本. 广州：广东科技出版社，2013.

[10] 姜安丽. 新编护理学基础. 2 版. 北京：人民卫生出版社，2013.

[11] 刘革新. 中医护理学. 2 版. 北京：人民卫生出版社，2006.

[12] 张素秋，孟昕，李莉. 常见病中医护理常规. 北京：人民军医出版社，2012.

[13] 戴新娟. 中医护理常规. 南京：东南大学出版社，2014.

[14] 左国庆. 重庆市中医专科疾病护理常规. 重庆：重庆大学出版社，2015.

[15] 冼绍祥，全小明. 中医专科专病护理常规. 北京：人民军医出版社，2012.

29检